# 诞生

E BOR

## 追溯生命之根

孙铁成　李建华　著

中国轻工业出版社

**图书在版编目（CIP）数据**

诞生：追溯生命之根 / 孙铁成，李建华著 . — 北京：中国轻工业出版社，2023.12

ISBN 978-7-5184-4360-4

Ⅰ . ①诞… Ⅱ . ①孙… ②李… Ⅲ . ①生殖医学 Ⅳ . ① R339.2

中国国家版本馆 CIP 数据核字（2023）第 111905 号

责任编辑：何　花

策划编辑：何　花　　　责任终审：张乃東　　　封面设计：伍毓泉
版式设计：锋尚设计　　　责任校对：朱燕春　　　责任监印：张　可

出版发行：中国轻工业出版社（北京东长安街6号，邮编：100740）
印　　刷：艺堂印刷（天津）有限公司
经　　销：各地新华书店
版　　次：2023年12月第1版第1次印刷
开　　本：710×1000　1/16　印张：8.5
字　　数：120千字
书　　号：ISBN 978-7-5184-4360-4　定价：49.80元
邮购电话：010-65241695
发行电话：010-85119835　传真：85113293
网　　址：http://www.chlip.com.cn
Email：club@chlip.com.cn
如发现图书残缺请与我社邮购联系调换
221507S2X101ZBW

# 序1

我在英国做访问学者和荣誉教授期间，每年定期或不定期的有一些反对试管婴儿技术的人群聚集在Bourn Hall诊所（即英国伯恩霍尔诊所，全球第一所体外受精诊所）进行抗议，至今令我记忆犹新。今年是世界试管婴儿技术开启的第45个年头，也是中国辅助生殖发展的第35个年头。该技术自应用以来，从根本上改变了人类生育的方式，使人类生命形态在早期可以完全在体外进行培养，然后移植到子宫内，发育成独立个体。目前，全世界每年出生数以万计的试管婴儿，可以说，该技术的出现为不孕不育患者家庭实现拥有子女的梦想开辟了崭新道路。在中国这样一个人口大国，辅助生殖技术每年为大陆地区近百万不孕不育者提供服务。虽然该技术已经走进了千家万户，但对于技术本身及技术的发展，尤其是尖端技术在辅助生殖领域的应用，以及由此产生的一系列伦理问题，人们并没有全面的认识。

该书作者之一孙铁成是我的学生，两位作者都一直从事辅助生殖相关工作。他们不仅对技术发展有一定了解，更对新技术在辅助生殖领域的应用投入极大关注，形成了自己的独到见解。抛开技术谈子代安全性是空洞的，抛开子代安全性谈技术是无知的。未来新技术的发展速度和影响是不可预测的，但我们可以通过新技术的初期应用来初步判断其对未来的影响。关于辅助生殖技术的过去、现在和未来，我相信读者在认真阅读和思考后，一定会找到自己的答案。也相信，通过阅读该书，读者将有不一样的收获。

中国科学院院士

中国医学科学院学部委员

2023年5月20日

# 序 2

1978年，世界首例试管婴儿诞生，至今已45年。该技术采用不孕夫妇的精子和卵子在体外完成受精，并在体外培养系统中发育成胚胎，再将其移植到妻子的子宫内完成个体发育。该项助孕技术具有划时代意义，为不孕不育患者圆了生育梦，为家庭幸福撑起了一片天。迄今，我国辅助生殖技术已成功应用35年，每年辅助生殖技术服务总周期数超过100万，年出生婴儿数超过30万。虽然该项助孕技术已应用多年，但随着科技进步与发展，尤其是尖端生物技术引入到辅助生殖领域，由此带来的管理、伦理及法律等相关问题引发了从业者的思考与社会的关注。

本书作者从事辅助生殖技术服务多年，经历了该项技术的变革且见证了新技术给患者带来的获益。本书讲述了人类进化、DNA的发现以及辅助生殖技术的迭代升级，回答了患者长期关注的问题，列举了中国学者在生殖领域内的突出贡献，并介绍了基因编辑技术在该领域的应用。此外，本书还引入了现实中的伦理案例，为读者留下思考空间，是有关生殖领域非常值得一读的科普著作。

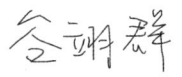

国家卫健委科学技术研究所研究员

北京协和医学院博士生导师

2023年4月20日

# 序 3

近年来，中国人口老龄化持续加速，同时人口进入负增长的变化态势。保持人口根基不仅成为国家保持综合竞争力的客观要求，也给生殖医学领域提供了赖以发展的温床。我们应该清晰地认识到当代中国的人口生育现实，"三胎政策"下似乎并没有带来适育群体的高生育率，在计划"二孩""三孩"的家庭中，又有多少能够实现再次孕育的愿望？

相关数据显示，我国不孕不育率已达育龄夫妇的12%～18%，直到今天，许多中国夫妇仍然由于生殖常识的"无知"而导致生育困境。可以说包括辅助生殖技术在内的科学知识，即两性生殖常识乃至性的遗传生理教育，我们还需要更为深刻地学习与探索。

本书作者长期从事辅助生殖技术应用工作，且致力于生殖医学研究。这本书的写作凝结了研究与实践两方面的探索积累，主要对人类进化遗传和生命孕育原理进行了综述，并介绍了在此基础上发展而来的辅助生殖技术及其演变历史。辅助生殖是为了孕育生命的技术，而不是为了"技术地孕育生命"。技术的变革实际上体现了生产关系与生产力的互动协同，但如果技术应用的对象是人类的生命，一个能被"编辑"和"设计"的生命体会带来哪些客观实在和社会伦理范畴上的挑战？这本书的第三部分——"在争议中前行"给读者带来了深度的冲击与思考。

物质起源、技术发展、觉醒意识，一本书的真实价值或许并不在于读者能够读懂多少，而在于顿悟与联想。对照思考国家生育政策与生育现实反馈，这部作品将有助于引导广大社会群体了解和探讨生命科学和辅助生殖技术。在人类对生殖的辅助探索中，或许更应该思考人类需要怎样地生殖、怎样看待生命。这其中也蕴含了作者回应未来的无限想象。

国家重点实验室受精生物学研究组组长
国家杰出青年基金获得者
2023年4月28日于广州

# 前　言

近年来，生殖领域发生一系列重大事件，除了科学研究之外，很多与老百姓息息相关的事件闯入公众视野。例如基因编辑试管婴儿的诞生、"三父母"婴儿的出生、代孕问题、卵子冷冻、精子冷冻、胚胎继承权问题、干细胞技术的应用等。无论哪一个事件，无一例外都引起普遍的关注。生殖，这一人类繁衍的古老话题，在日益精进的科学技术的辅助下，不时迸发奇迹，也引发担忧。一方面，大众对生殖领域技术的发展由衷赞叹，很多以前不能够解决的生育问题随着技术的发展逐渐得到解决。甚至，有些人乐观地认为，只要想要孩子，目前的技术都能够实现，连性别选择和代孕也不在话下。另一方面，生殖新技术的发展大大超出科学家的预期，行走在科学与伦理的边缘。基因编辑婴儿的诞生就是典型的例子。我们是否可以按照人类的意愿来"改造"自己，完成自我"进化"？在战胜疾病的同时，未来是否可以根据自身需求来"定制"婴儿？类似的一系列事件到底会对人类产生哪些影响？我们要如何正确认识它们？未来，我们可能面临哪些新出现的伦理问题？翻开本书，能够让你找到一些答案。

本书主要分三个部分，第一部分阐述从达尔文的进化论和遗传理论到DNA（脱氧核糖核酸）双螺旋的发现，在生动的故事中切实感受科学进步给人类带来的重大影响。第二部分讲述试管婴儿技术发展以及发生的过程，从第一代试管婴儿技术到第三代试管婴儿技术，它们都解决了生育中的哪些问题。第三部分主要讨论生殖技术的应用与争议。从一个个鲜活的伦理案例中，切实体会伦理问题对我们认知的冲击。此外，还有两个专题：一是简要介绍了华人在生殖领域的重要贡献；二是探讨未来可能出现的事件，例如大数据与人工智能的冲击、人造子宫等。本书主要思路是从进化和遗传切入到人类体外受精，逐渐展开，以叙述故事的方式让读者感受生殖技术发展带来便利的同时，还存在一些我们没有关注到的问题以及这些问题对现在和未来的影响。希望本书能让大家对人类生殖有一个整体了解，并对未来有一个感性认识。这是我们创作的小小初衷。

# 目 录

### 第三部分
## 在争议中前行

# 第一部分
## 寻找遗传密钥

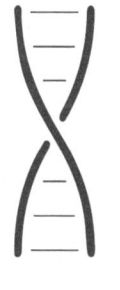

听书，扫一扫

# 第1章　我们从哪来——进化与遗传

1859年成为划分科学史前后两个"世界"的界限。《物种起源》的出版使生物学发生了一场革命，这场革命如同马克思主义登上历史舞台，意义重大，影响深远。达尔文远离大城市的喧嚣，在他宁静的庄园里准备着一场革命，马克思自己在世界嚣嚷的中心所准备的也正是这种革命，差别只在杠杆是应用于另一点而已。

——卡尔·李卜克内西（Karl Liebknecht，1871—1919）

我们小的时候，总会好奇地询问父母，自己到底从哪来。虽然父母的答案可能千奇百怪，但是我们或多或少都会隐约地发现，自己身体的很多部位都与父母非常相似，例如眼睛像爸爸、嘴巴像妈妈。甚至长辈们还会说，这孩子的性格和他爸爸（妈妈）简直是一模一样。因此，小时候的我们，也在懵懵懂懂中发现，自己身上的很多特质是从父母那里遗传过来的。

人类在漫长的历史长河中，经历了进化与遗传相伴相随、互相改变、相互成就的进程。人类诞生的秘密，在远古传说、进化论和近代遗传学的交织交融中闪现。当神秘面纱逐渐揭开，一幅神奇而令人兴奋的画卷得以缓缓打开。

# — 1.1 —

# 龙生九子，子子不同

关于人类遗传问题的思考是伴随人类出现而从未终止过的思想活动，它的出现甚至早于人类的宗教信仰活动。从神话故事到人类自身的实践总结（如植物的驯化），直到20世纪初，英国遗传学家威廉·贝特森（William Bateson，1861—1926）才给这门学问冠以科学之名——遗传学。但想要了解遗传的具体机制并不是一件容易的事。毕竟遗传的机制非常复杂，不能简单地归类为双亲特征的"混合体"，它们涉及遗传与发育两个本质不同的过程。这两个重要概念在早期即使生物学家也未见得能分辨清楚。而21世纪的普通大众，只要具备基本的科学常识就会知道，生命个体来源于父亲的精子和母亲的卵子结合后形成的受精卵，受精卵中包含父亲和母亲双方的遗传信息，它决定着我们的基本特征，包括身高、眼睛、皮肤、体形，甚至包括是否罹患某种遗传性疾病，以上这些都属于遗传的范畴。而发育则是，以受精卵内的遗传信息为"脚本"发育成全新生命个体的全过程。遗传着眼于遗传信息，而发育则着眼于遗传信息的表达。用"龙生九子，子子不同"能较好地理解这一概念。"龙生九子"是遗传，"子子不同"就是发育过程。同卵双胞胎也是同样的道理，他们（她们）来自同一枚受精卵，拥有同一套遗传信息，但长大后并不会完全相同，这也是遗传和发育的结果。

最早关于人类遗传科学思考的是古希腊的圣哲们，包括医学生熟知的希波克拉底（Hippocrates，公元前460—公元前370）。他提出"泛生论"，认为缩小的身体各个部分通过性行为转移到另一个个体内：如眼睛、毛发、静脉、血液、骨骼等，因为它们太小肉眼看不到，但后期的个体生长过程中，它们逐渐分离开来。这个理论很像小朋友玩的乐高积木，将各部分打乱后重新组装。泛生论的另一个理论是组合思想，它认为卵子或精子至少是一个已经成形的、完整的人的雏形，发育只是他（她）逐渐长大的过程而已。进入19世纪的后半期，有两种比较普遍的遗传学观点。一种被称为融合遗传观点。顾名思义，其核心观点是：有机体的特征是从一代传递到下一代的亲本特点的融合。例如，高个子父亲与矮个子母亲结合，他们的子代将获得高个子和矮个子融合后的中等身高；白皮肤母亲与黑皮肤父亲结合的后代应该是类似于中间色肤色的子女。显然，即使生活在那个时代的人们通过常识或观察进行简单判断后也会发现，该观点似乎并不具有说服力。另外一种观点相对更具科学性，这就是法国博物学家让·巴蒂斯特·拉马克（Jean-Baptiste Lamarck，1744—1829）的后天获得性遗传理论——用进废退理论。经典的例子就是长颈鹿为了吃到高处的树叶，需要不断伸长自己的脖子，因此后代也会出现长脖子。拉马克理论影响深远，甚至达尔文也曾是该理论的拥护者。如果拉马克理论是正确的，那么显然与达尔文的自然选择理论存在冲突。最终，拉马克理论被德国生物学家魏斯曼（August Weismann，1834—1914）推翻，他巧妙设计了把老鼠尾巴切断的实验。他将每一代老鼠的尾巴全部剪断，如果按照获得性遗传理论推测，被剪断尾巴的老鼠所有后代都应该是无尾巴的老鼠，然而这种现象并没有出现，证明拉马克遗传学理论是错误的。但拉马克作为遗传学大家，其理论有合理部分。关于拉马克理论中合理的部分我们应该积极保留，尤其是近年来表观遗传学（在不改变DNA序列情况下的遗传方式，包括环境因素对个体的影响）的发展，让拉马克理论有了重新认识的价值。后面我们会进行讨论。

# — 1.2 —

# 达尔文的进化论

1831年夏天，英国皇家海军派遣"小猎犬号"船队前往南美洲，绘制马尔维纳斯群岛和加拉帕戈斯群岛那里的海岸图。执行此次任务的罗伯特·菲茨罗伊（Robert Fizroy，1805—1865）除了是本船队的船长外，也是一名业余科学家，因此他想带上一位地质学家结伴而行，顺道研究沿途的地质结构。然而，令人遗憾的是没有哪位地质科学家对船长的邀请感兴趣，愿意一起同行。最后只有一位剑桥大学毕业的年仅22岁的青年接受了邀请，同他一起踏上这趟伟大的航海旅程，这个年轻人就是后来大名鼎鼎的查尔斯·罗伯特·达尔文（Charles Robert Darwin，1809—1882）。也许达尔文参加本次航行具有一定偶然性，但也正是此次经历让达尔文能够在航行过程中一边绘制军用地图，一边收集各种资料，并发展了他（也包括他祖父）的各种想法，最终形成了完整的进化理论。

## ◇ 达尔文的成长

1809年2月12日，达尔文出生于伦敦北部的达蒙庄园，父亲是镇上有名的医生且善于理财，因此达尔文从小的生活条件是比较优渥的，这在当时是成为科学家的必要前提，毕竟没有了生存的后顾之忧才能有精力研究科学。同时，家庭教育对小达尔文的影响也是非常大的。父亲从小培养他接触自然、亲近自然、细心观察自然，例如记录燕子何时飞回来，花朵何时开放，甚至是开了多少朵花都有明确记录。所有这些记录，都可以在他的日记中查到，可见家庭教育对他一生影响重大。甚至达尔文自己也说，他是"天生的自然科学家"。达尔文的祖父曾经著有《生物规律学》。他相信生物都有自己的进化规律，与神无关，这在小小的达尔文心里种下了进化论的种子。

1825年，达尔文被父亲送往爱丁堡医学院（他的祖父和父亲都在这里学习过），准备继承祖父和父亲的事业，未来成为一名令人尊敬的医生。由于对医学不感兴趣，1828年达尔文转入剑桥大学神学院学习神学，似乎离自然科学越来越远。幸运的是，在剑桥大学学习期间，他遇到了一生中最重要的人——亨斯洛教授。正是受到亨斯洛教授的影响，达尔文对植物学和矿物学产生了浓厚兴趣。在导师亨斯洛的推荐下，达尔文登上了"小猎犬号"，开始了南美洲之旅。亨斯洛教授在达尔文整个研究生涯中都扮演着重要角色。

大航海时代，随着各国船队从欧洲抵达非洲、南美洲、北美洲、大洋洲等地，开启了地质研究的热潮以及对当地地理情况资料的收集。在整个航行过程中，达尔文不仅要深入内陆实地考察，还要仔细观察当地自然环境、收集矿石、采集动植物标本。

1835年9月，达尔文随舰队来到位于南美大陆以西1000公里的太平洋面上的加拉帕戈斯群岛（Islas Galapagos）。这座群岛上有非常丰富的资源，被称为"生物进化活博物馆"。这对博物学家来说，是再好不过的事了。该群岛上即使是同样物种的生物也有好多种类。例如，达尔文在日记中曾记载了群岛上的巨龟（象龟）：每只象龟龟甲都不同，除了龟甲形状不同外，每个岛屿上的象龟也有很大差别。同样，犹如达尔文在马尔维纳斯群岛的疑问：万物是上帝创造的，那么上帝要为这不同的岛屿创造不同的象龟吗？这样做是为了体现上帝的全能，还是别有奥秘呢？除了观察象龟，他还观察到岛上的黑色鬣蜥和黄色鬣蜥，它们属于近亲物种。这也是上帝创造的结果吗？鸟类的标本收集方面，达尔文收获是最丰富的。在岛上，达尔文采集了二十多种鸟类的标本，发现这些鸟类所吃食物不同，它们的嘴部结构也有明显差异。从鸟的嘴部差异再结合前面提到的象龟，达尔文推断：同一种类会为适应不同的环境而产生变化。人们常说，英国是达尔文的故乡，而加拉帕戈斯群岛就是进化论的故乡。

1835年10月，达尔文告别了加拉帕戈斯群岛，前往大洋洲并在悉尼登陆。他首先来到新南威尔士州，看到了袋鼠、考拉和鸭嘴兽这些由于地理隔离产生的独特物种。这更加印证了同一种类会为适应不同的环境而产生变化的结论。

1836年12月，达尔文跟随舰队返回英国的达特茅斯港，完成了近五年的环球航行。他先后探索了南美洲、大洋洲和非洲的许多地区，并在加拉帕戈斯群岛引发了深深的思考——物种与环境适应性关系。

1837年，回到英国的达尔文已被认为是科学界一颗冉冉升起的新星。此时他对航行中带回来的化石进行研究，尤其是把已经灭绝的动物化石与现存动物标本放在一起对比时发现：原来物种也是在不断变化的，古老的物种会不断被新的物种取代。而同一种类物种在不同地区生存若干年后，也会衍生出不同的特点，甚至成为不同的生物。例如，加拉帕戈斯群岛不同小岛上的不同的象龟，它们很可能来自同一祖先，为了适应不同环境而形成了现在的差异。按照该逻辑进行推理，世间万物也可能来自同一祖先。正是在这时，达尔文开始了对生物进化的深度思考以及相关线索的寻找，并绘制出了第一张生物进化树。迄今为止，达尔文进化论基本确立了两个原则：物种变异和共同的祖先。而恰在此时，他读到了托马斯·罗伯特·马尔萨斯（Thomas Robert Malthus，1766—1834）的《人口论》，让他产生了将人口学原理应用到生物进化中去的想法。达尔文将人口增长速度快于物质财富积累速度的假设应用到生物进化过程中，由此演绎出进化结论，即：**食物供给的压力促使生物体产生生存竞争关系**，造成适者生存，并且每一代都会更加适应它们所生存的环境。通过假设和演绎，达尔文揭开了"大自然永不枯竭的面纱"。

　　达尔文认为，生物通过彼此之间的生存斗争将每一个物种的数量控制在一定范围之内。他列举了大象的例子以及南美洲和大洋洲动植物的例子。另外，生存斗争在同种个体间及变种之间最为激烈。在同属物种之间往往相对激烈，这就是自然选择，即适者生存。在此后的十几年间，达尔文除了整理自己的标本，发表学术著作外，完成了《物种起源》的初稿，但并没有发表，因为除了要继续寻找进化论的证据，还要避免与基督教产生直接的冲突。

　　那么是什么样的"外推力"促使达尔文提前发表了《物种起源》呢？这里不得不提到另一个人，阿尔弗雷德·拉塞尔·华莱士（Alfred Russel Wallace，1823—1913），他独自创立"自然选择"理论，是与达尔文相媲美的科学家。与达尔文的航海经历类似，19世纪40年代，华莱士同样进行了数次航行，并在航行中做了大量的观察笔记。尤其是观察到物种的变异现象让他感觉极为震惊，也逐渐形成了自己的观点。1858年，华莱士写了一篇内容精练的论文来解释其核心观点，并将论文邮寄给了达尔文。论文中对于物种起源的问题他所得出的结论几乎与达尔文完全吻合！那么，华莱士为什么会把研究论文邮寄给达尔文呢？首先，华莱士并不知道达尔文与他有同样的观察和记录，甚至也形成了极为相似的观点。其次，这与达尔文在英国的学术地位有关，达尔文与当时英国的著名学术界人物有往来，而华莱士需要名人的推荐，他希望达尔文将这篇文章转交给领域内的专家。达尔文在收到华莱士的论文后也极为震惊。华莱士的论文题目是《论变种无限偏离原始类型的倾向》，文章的核心内容是：群体物种表现出无限偏离与该群体物种祖先不同的变化。同样地，论文中也表述了关于生物生存目的导致不同变异在物种中积累的观点。甚至，华莱士在论文中使用了"生存竞争"的词汇，而这也是达尔文进化论中使用最多的词。正是这位英国青年学者的一篇阐述进化论的论文，促使达尔文下定决心于1859年出版《物种起源》一书，并系统阐述了进化学说。自然选择原理的大意是：生物都有繁殖过剩的倾向，而生存空间和食物是有限的，所以生物必须"为生存而斗争"。同一种群中的个体存在着变异，那些具有能适应环境的有利变异的个体将存活下来，并繁殖后代，不具有有利变异的个体就被淘汰。如果自然条件的变化是有方向的，则在历史进程中，经过长期的自然选择，微小的变异得到积累而成为显著的变异。由此可能导致亚种和新种的形成。

1871年，达尔文发表了《人类的由来及性选择》一书，他在该书中运用自己有关生物进化的全套理论来研究和证明人类起源于动物，确定人类在生物界的位置，以及人和高等动物之间的血缘关系，用"自然选择"的理论来解释从动物到人的进化过程。

2009年4月，英国著名科学杂志《自然》上刊载了一篇文章，在加拿大发现了保存近乎完整的第三纪有脚海豹动物化石——现代海豹的祖先。它除了有陆生哺乳动物的四肢，还具有现代海豹的鳍状肢。有脚海豹的发现再次支持了达尔文的进化论——海生哺乳类动物，它们是从陆地的哺乳类动物进入海洋并进化而来。此时，距离达尔文发表《物种起源》已经过去了整整150年，但事实再次有力地验证了达尔文进化论的科学价值。

百余年来，关于进化论的争议从未间断过。主要集中在几点：例如，寒武纪时代多物种的同时涌现，仿佛一夜之间，所有生物完成"一步进化"，达到高等生物阶段。这让渐进式的进化论不能完美解释这种现象。另外，物种之间是完全竞争关系还是协同进化关系也是争论的焦点。例如，草原上的狼与兔子，它们是完全竞争而没有协同的吗？显然，类似的问题还有很多，进化论的理论中很多论点和立场是存在重大缺陷的，但并不影响其在人类自然科学史上的伟大贡献。

人类哲学的终极问题是"我是谁，我从哪里来，要到哪里去"，达尔文虽没有从根本上回答人类"从哪里来"的问题，却部分地回答了人类与地球上万事万物并无本质不同，只是形成过程中进化出来的一个分支，并用科学方式解释了人类的起源问题。关于人类本质的问题自从人类诞生之日起就一直萦绕在人类思维深处。从初期的神到后来的哲学、科学，我们希望有一天能够完美解释这个疑惑。

# —1.3—

# 孟德尔的豌豆

格雷戈尔·孟德尔（Gregor Johann Mendel，1822—1884），现代遗传学之父，遗传学三大定律中的两个定律（分离定律和自由组合定律）的发现者。他将生物体各类形状的因子以科学的方式统计出来，第一次表述这种遗传是有规律可循的。然而现实往往是残酷的，孟德尔在世时几经周折，不断将自己的研究成果发给有名的科学家，却并没有得到学术界的认可。直到他死后16年，即理论发表35年后，他的研究成果才被重新发现并开始得到世人的承认。

孟德尔出身于捷克境内的农民家庭，是修道院里走出的科学家。他成为修道士并不是出于信仰，而是生活所迫。1843年，不满21岁的孟德尔进入布尔诺的圣托马斯修道院成为修道士，并在教会创办的一所中学教授自然科学。1850年孟德尔被修道院院长派往维也纳，进行生物学和地质学的系统学习和深造，这段经历为他以后的科学实践和科学发现打下了坚实基础。回来后，孟德尔开始了长达8年的豌豆实验。修道院的生活让他有充足的时间进行科学研究，再加上他对大自然背后的秘密有着浓厚兴趣，他开始了对遗传问题的深入研究。

孟德尔在维也纳求学期间便对"混合遗传"产生怀疑，但当时大多数生物学家认同混合遗传学说。为此孟德尔还受到教会中很多科学家的排挤。那么，什么是混合遗传呢？它是19世纪提出的一种生物学理论。该理论认为，后代继承了亲本的所有性状，即父母对该性状表现的平均值。例如同种花卉的红色品种与白色品种的杂交将产生粉红色花后代；白色绵羊与黑色绵羊诞生的子代一定是灰色绵羊；跑得快的兔子与跑得慢的兔子生出中间速度的子代……由于该遗传理论简单、容易理解，即使普通大众也能想得到，所以更容易被大众接受。但孟德尔并不这么认为：若后代只是简单综合父母的性状，如此重复下去所有生物的性状都将趋于相同，世界万物岂不单调而乏味。这明显与他眼中绚烂多彩的大自然并不相符（与达尔文的思想不谋而合）。此后，他摒弃了"混合遗传"这一权威看法，几乎从零开始做起了研究。为此他决定从实验入手，拿出有力的证据来驳斥混合遗传学说。首先他开始寻找实验对象——由于从小生活在农艺师家庭里，他对植物非常熟悉。一开始是从20多种植物中寻找，最后经过严格筛选，选中了完美但最不起眼的豌豆作为实验对象，因为豌豆具有遗传稳定性强且性状容易区分的特点。

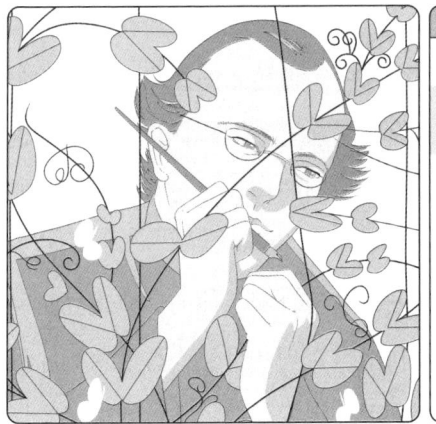
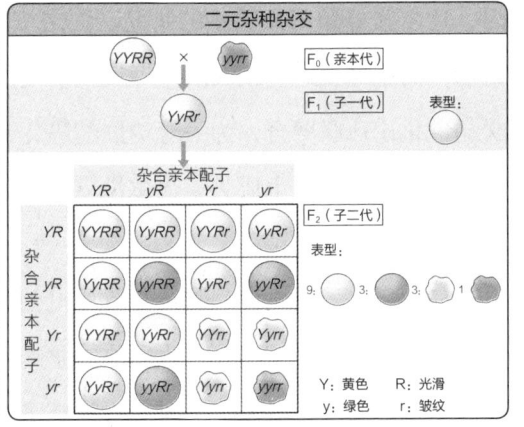

图1.1　孟德尔的豌豆实验

让我们简单重温一下孟德尔实验。如图1.1所示，黄色光滑豌豆（YYRR）和绿色皱纹豌豆（yyrr）进行杂交，由于Y和R都是显性，因此子一代（F1）中的表型都是黄色光滑豌豆。如果将F1再进行自花授粉，产生的子二代（F2）中，亲本代（F0）的性状又能表现出来。由此，孟德尔得出两大定律：一是分离律，决定同一性状的成对遗传因子彼此分离，独立地遗传给后代。孟德尔的Y和R因子分别来自父本和母本，能够独立传递给子代。二是自由组合律，确定不同遗传性状的遗传因子间可以自由组合。前前后后测试了近30000株豌豆后，孟德尔终于总结出杂交性状在后代系列的分离比是3∶1。同时，当进行两对相对性状杂交时，子二代（F2）中4种类型的比例数是9∶3∶3∶1，即（3∶1）×（3∶1）恰好是3∶1的平方。

1859年，达尔文《物种起源》一书出版后，进化论招来了严厉批评。一方面进化论违背当时人们的遗传学共识，另一方面进化论并没有找到很好的理论支持。达尔文为了寻找证据来支持自然选择的进化理论曾支持泛生论，更具讽刺意味的是，达尔文也曾支持拉马克理论，而这正是自然选择极力推翻的概念。如果达尔文在当时能够读到孟德尔的研究成果，也许就不会出现上面的尴尬了。孟德尔曾经将自己的研究成果邮寄给达尔文，但遗憾的是不知何种原因，达尔文好像与孟德尔的研究"失之交臂"。找到遗传这一正确答案的是孟德尔，而他寻找的答案又险些埋没在历史的尘埃中。孟德尔的经典实验与达尔文的进化论珠联璧合，为一筹莫展的进化论提供了强有力的解释。对达尔文进化论的完美解释，也成为孟德尔最重要的成就，他们的伟大发现互相成就，彼此共鸣。

1884年，孟德尔因心脏与肾脏并发症离世，享年61岁。他的经典豌豆实验也随着他的离去，淹没在乏人问津的学术期刊里。直到20世纪，科学家们才赶上孟德尔的脚步，孟德尔的研究成果被重新发现并肯定，遗传学进入快速发展通道，孟德尔和他著名的豌豆实验也因此彪炳青史。

# — 1.4 —

# 遗传与优生

◇ **弗朗西斯·高尔顿**

> 弗朗西斯·高尔顿（Francis Galton，1822—1911），英国科学家和探险家。他是查尔斯·达尔文的表弟，深受进化论的影响，是达尔文进化论坚定的支持者之一。他把进化论的思想引入到人类学研究中，开创了优生学。由于高尔顿擅长计算和测量，他将复杂的数学概念运用到优生学领域。除此之外，他还发明了客观测量智力的技术，系统地收集数据，利用最新数学方法分析优生学。他的追随者卡尔·皮尔逊（Karl Pearson，1857—1936），是一位英国数学家和科学家。皮尔逊极大地发展了现代统计学并将其应用于生物学数据统计中，特别是应用在遗传和进化问题上，用数的计算来诠释生物学意义。皮尔逊的名字可能让人略感陌生，但相信每一位学习过统计学的人都知道"皮尔逊系数"，还有用来推断数据之间偏离程度的卡方检验。这些都是皮尔逊发明的。

20世纪初的优生学被冠以"科学种族主义"，很大程度上是出于政治需要，宣扬人种优势论。我们知道，人类群体之间的差异非常小，无论在基因上，还是在种族间，甚至还不如男人和女人之间的差异大。男人和女人不仅仅在基因上（女性是XX染色体，男性是XY染色体），在身体构造上、情感思维上都差异甚大。而种族之间的差异却是非常非常小的，尤其是基因上的差异，小于0.5%。

初期阶段，优生学应用到社会层面大多通过政府干预来实现，比如限制身体残疾、精神异常或其他不适合生育的人生育。后来的优生学则转为更科学的婚前检查，指导生育，直到现在的基因筛查等。但无论怎样，都是通过政府层面来推动优生理念，一方面，便于组织协调资源；另一方面，降低疾病，尤其是遗传性疾病对后代的影响。随着分子生物学尤其是基因技术的不断发展，人类不仅可以进行生育健康监测，甚至有能力进行基因改造。未来，人类是否能够按照自己的意愿，想生育什么样的孩子就生育什么的孩子（除了排除遗传性疾病外，还可以选择理想的身高、外貌等）。这个问题成为技术发展，尤其是生殖技术不断改进过程中需要考虑的问题，在后面的章节中会具体讨论。

我们知道，父母的遗传信息通过重新排列组合传递给子代。那么，我们后**天获得的疾病会通过遗传信息传递给我们的子代吗？会改变我们的DNA结构吗？会改变我们的表观遗传学吗？**尤其值得关注的是青少年艾滋病问题。据中国疾病与预防控制中心性病与艾滋病研究中心专家介绍，近五年我国大中学生艾滋病病毒感染者年增35%，形势不容乐观。在艾滋病的三种传播途径中（母婴传播、血液传播和性传播）主要以性传播为主。而男男传播占新增感染者数量的80%以上。

关于同性恋的存在一直有两种观点：一种认为是基因决定的；另一种认为是文化、道德和社会环境因素决定的。我们前面提到达尔文的进化论，物种（包括人类）都是自然进化的结果。而进化通过繁殖子代的方式进行，但是同性恋群体并不能生育，他们（她们）的基因自然会在群体进化过程中消失，后代中不会存在同性恋的基因传递。进化心理学认为，如果同性恋是由基因导致的，那么它则是高度适应性的产物。目前关于同性恋的医学或分子生物学的证据比较少，广泛接受的是不同性别的激素水平决定性取向。研究人员采用小鼠实验发现，男同性恋在出生前普遍缺乏足够的睾酮。而睾酮对男性生殖系统的发育、精子的生成具有重要作用。除此之外，睾酮在维持男性第二性征方面也至关重要。另外一个比较具有说服力的证据则是美国国家卫生研究院（NIH）

研究人员分析男同性恋与X染色体的基因关系时发现，性取向与X染色体的Xq28的某些基因具有显著统计学差异。2019年6月，《美国科学院院报》有研究报告鉴别出了影响男性性取向的多种因素。该研究团队主要利用潜在概率分析来确定生物标志物是否存在于个体或存在于特定男性亚群中。结论是，显示出生物标志物的男性亚群更具同性恋倾向，而没有显示出生物标志物的男性则不然。影响男性性取向的因素很多，还需要进行进一步的探索研究。可见，影响人类的不仅仅有复杂的遗传学因素，还有生长环境，它们共同成就一个"我"。

人类生存在复杂的社会关系之中，除了生理属性外，还有其社会属性。人类疾病中，完全由单个基因突变产生的疾病并不多，如白化病、血友病、亨廷顿舞蹈症等，很多也是存在一定的环境诱因的。

无论是基于基因层面还是基于环境因素，同性恋人群的出现可能有着更深层次的原因。此外，同性恋群体引起更大关注的还是在社会和技术层面上，尤其是结合了先进的辅助生殖技术（人造精子和人造卵子），使他们（她们）生育有自己遗传背景的子女成为可能。同性恋生育权利是不是也需要合法化？我们在后面的章节中会有讨论。

进化论的出现，改变了人类自我认知的方式；孟德尔用豌豆实验证明了物种的遗传理论；后人又提出了基因概念，逐渐缩小了真正认识遗传物质本质的距离。在经过了伟大的遗传学家摩尔根等人一系列的开创性研究后，遗传物质的本质逐渐浮出水面。20世纪50年代，到底哪种物质是人类乃至万物的遗传基础存在争议，从蛋白质到核酸，到脱氧核糖核酸（DNA），但没有哪个科研团队能够拿出有力的证据。直到两个跨国组合的出现，才真正完成了这一堪比人类登月的壮举。那么，揭开遗传神秘面纱的是谁呢？过程又经历了怎样的传奇呢？

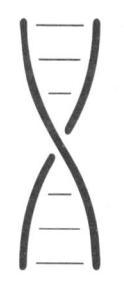

# 第2章  完美的DNA双螺旋

---

想象力比知识更重要，因为知识是有限的，而想象力概括着世界的一切，推动着进步，并且是知识进化的源泉。严格地说，想象力是科学研究中的实在因素。

——阿尔伯特·爱因斯坦（Albert Einstein，1879—1955）

---

脱氧核糖核酸即DNA，是自然界生物最重要的遗传物质，而DNA双螺旋结构是20世纪自然科学史上最重要的发现之一。做出这样的结论，相信无论是物理学家、化学家还是生物学家，都不会质疑，可见对DNA结构的阐明的确具有划时代意义。它的发现不仅探明了DNA的分子结构，还完美揭示了DNA的复制机制，从而开启了人类向分子生物学领域进军的新时代，更为人类探索生命本质及起源提供科学基础。另外，DNA双螺旋结构的发现之旅也颇具传奇色彩，其间经历了"二战"后的科技复兴、女权主义，甚至包括《自然》杂志的国际化转型过程。最后，DNA及其衍生技术的发展引领着一代又一代生物科学家在生物学各个领域，尤其在医药领域不断开疆拓土，最终造福整个人类。

# — 2.1 —

# 叩开分子生物学之门

让我们把时钟拨回到1953年2月28日星期六上午的早晨，詹姆斯·杜威·沃森（James Dewey Watson，1928—）如往常一样来到英国著名的卡文迪许实验室等待他的搭档弗朗西斯·哈利·康普顿·克里克（Francis Harry Compton Crick，1916—2004）。此时，DNA双螺旋模型的重要特征在两位科学家心中已基本明晰：腺嘌呤（A）-胸腺嘧啶（T）、鸟嘌呤（G）-胞嘧啶（C）之间依靠强氢键相连接，沃森称之为碱基配对。如果把DNA比喻成拉链的话，那么组成拉链齿牙的就是嘌呤和嘧啶。此外，结合前人的研究结论（核酸中的4种碱基的含量两两相等），更重要的是再结合罗莎琳德·埃尔西·富兰克林（Rosalind Elsie Franklin，1920—1958）和莫里斯·威尔金斯（Maurice Hugh Frederick Wilkins，1916—2004）的"照片51号"（DNA结构X射线衍射图），克里克预测到两股螺旋以相反的方向连接而形成完美的双螺旋结构。两人深深地知道该发现的重大意义，存在于他们脑海中的完美结构将揭开困扰人类的遗传基础——DNA的神秘面纱。这无疑会让两位年轻人彪炳史册，我们可以在沃森的著作《DNA：生命的秘密》中想象两人兴奋的场景。

这么早来是有理由的，我知道我们即将解开在当时鲜为人知的DNA的结构，不过我并不知道它会什么时候到来。DNA并不是问世已久的分子，但克里克和我就已明白，它掌握着解开生物本质的关键。DNA存储世代相传的遗传信息，掌握极度复杂的细胞世界。我们希望找出它的三维立体结构，得以一窥克里克所谓的"生命的秘密"。

"生命的秘密"就此揭开，沃森对他们的发现有着清晰的认识。沃森曾描述"这是一个难忘的时刻"，更令他们兴奋的是DNA双链是碱基互补配对形成，因此，知道一条链的序列，就会知道另一条链。DNA复制时，就像拉链一样，以一条链为模板，复制形成两条链并平均分配到两个子细胞中去。在《生命是什么》中，埃尔温·薛定谔（Erwin Schrödinger，1887—1961）形容生命的语言是"摩斯码"，而揭开生命"摩斯码"秘密的就是沃森和克里克。

同年4月25日，沃森和克里克将文章发表在国际著名期刊《自然》上，论文题目是《核酸分子结构：脱氧核糖核酸的结构》（*Molecular Structure of Nucleic Acids：A Structure for Deoxyribose Nucleic Acids*），简单明了地提出DNA双分子结构。同期的《自然》杂志也刊载了威尔金斯和富兰克林的实验性文章。至此，伟大的DNA双螺旋分子结构解开了它神秘的面纱。纵观科学史，伟大的发现与传奇人物的结合往往是产生传奇的必要条件。DNA结构的发现顺利被杂志接收，并取得轰动效应，这与亚瑟·盖尔和杰克·布林布尔的功劳是分不开的。他们是时任《自然》杂志的主编，鼓励投稿人彼此合作，成为某一研究方向的共同创始者并在该领域抢占先机，这篇文章没有经过同行评审直接被录用。该研究也让《自然》杂志在分子生物学领域有了巨大的国际影响力。

DNA双螺旋结构现已展现在世人面前。沃森和克里克介绍DNA结构模型的文章篇幅不长。然而就是这篇没有做一点分子实验，完全靠物理学知识和前人的研究成果的碎片化积累，完成了堪比人类登月的创举。不仅如此，这也为后来很多伟大的生物学家提供了完美的"懒惰的理由"。因为分子生物学时代的开启并不是用具体实验来证明的，而是在前人基础上通过合理的逻辑推理实现的。这个我们在后面提到的重要生物学研究中会再次体会到想象力的魅力。

既然DNA的分子结构已经明晰，那么它究竟是怎样将遗传信息进行传递的呢？完整的信息传递过程是通过"DNA—RNA—蛋白质"这一中心法则进行的。中心法则的概念最早由克里克提出，并在1970年进行重申，主要内容是：分子生物学的中心法则旨在详细说明连串信息的逐字传递。它指出遗传信息不能由蛋白质转移到蛋白质或核酸之中。中心法则的提出为生物遗传物质的传递找到了完美路径，自然界中存在一些特殊生物体，如病毒RNA的遗传载体等，是对中心法则的完善和补充。简单描述中心法则（图2.1）：DNA通过自我复制完成细胞有丝分裂，实现倍数增加。另外，DNA以自身为模板转录成RNA；RNA根据自身序列信息翻译成具有功能性的蛋白质；蛋白质执行细胞生物学功能，并调控DNA和RNA的复制。自然界中还存在以RNA为遗传信息的病毒，它们需要整合到DNA上完成复制过程。其中，DNA复制为半保留复制，双链打开后，原始的两条链各自为模板，碱基对（ATCG）按照碱基互补配对原则，通过二硫键进行结合，形成两条崭新的双链。最后，新合成的DNA双链在旋转酶的帮助下重新形成螺旋状结构。这种复制方式能够保证遗传信息从亲代传给子代，从而保持遗传信息的连续性，更为重要的是保证了遗传信息的稳定性和忠实性。正因为忠实性的存在，DNA错配率达到极低的水平（$10^{-10}$）。除此之外，高度精确的复制过程还存在着纠错系统，将发生错配的DNA进行纠正，进一步保障了忠实性。我们都知道，肿瘤的产生伴随着DNA的突变，发生在肿瘤的发生、发展、体细胞突变的各个过程。主要原因之一就是DNA的纠错系统发生破坏，复杂而精确的DNA复制被打破。

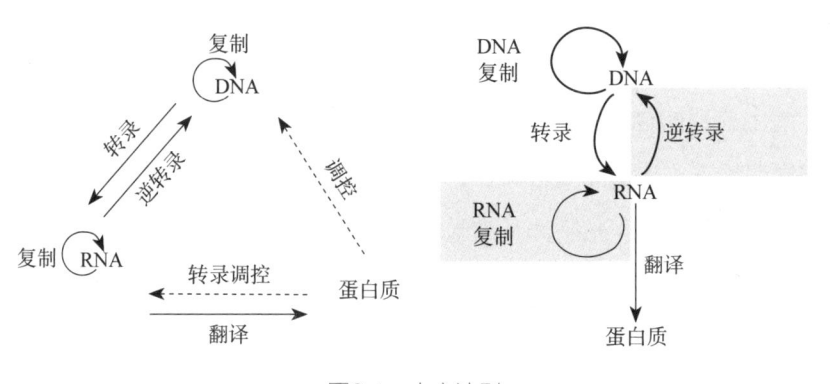

图2.1　中心法则

DNA复制过程完成后，按照中心法则进行第二步——转录。转录的过程很好理解，将DNA上的生物学信息传递给RNA，是后面的遗传信息翻译成蛋白质的中间环节。DNA转录形成RNA的过程同样按照互补配对原则，精确地进行遗传信息的复制，但与DNA复制有两点不同：一是转录过程形成的RNA为单链，长度更短，遗传信息更丰富；二是RNA组成碱基由T（胸腺嘧啶）变成U（尿嘧啶）。其实，整个转录过程非常精准，更加复杂。如果把DNA复制看成绘制大厦设计图，那么转录的过程就是把图纸上设计师的思路、美学、空间的各个要素进行落实的过程。尤其是面对无比庞大的基因组信息（31.6亿个碱基对），能有条不紊地按照指令逐一落实，令人惊叹。设想一下，如果我们自己是细胞的话，面对纷繁复杂的转录"需求"，我们一定会按照事情的轻重缓急，科学地、节约地完成交代的任务。但令人奇怪的是，人类基因组中虽然有70%以上的DNA可以转录产生RNA，但只有约3%转录的RNA最终产生蛋白质，大部分是不产生蛋白质的RNA（非编码RNA）。这些RNA一直被认为是"暗物质"或"噪音"，并不具有任何生物学意义。既然是没有意义的物质，基因组为什么又大费周章，耗时耗力地生产它们呢？按照进化论理论，这些没有任何意义的RNA应该被进化掉，而不是大量地存在于转录过程中。另外，从热力学角度出发，转录这些"暗物质"不但不经济，还增加了突变可能，从而增加纠错系统负担。那么，转录过程为什么还要耗时费力地生产这些"暗物质"呢？近年来，伴随测序技术的不断进步，成本不断降低，我们得以更准确地了解这些"暗物质"，尤其是它们的生物学功能。目前，研究发现这些"暗物质"的主要功能包括：DNA损伤感知、损伤信号转导、受损DNA修复、激活细胞周期检查点和诱导细胞凋亡、表观遗传学修饰、蛋白质组装、结构的构建、三大物质代谢等，几乎涉及细胞生物学功能的各个领域。它们也因此成为现代生命科学研究的热门领域之一，对这些"暗物质"的研究，也进一步揭示了生命活动的复杂性。

配子（精子和卵子）发生是生殖领域研究的热点之一，也是国家自然科学基金和重大专项支持的重点领域。拿精子为例，它远小于正常体细胞，主要功能是完成雄性遗传信息的传递。因此，精子发生的过程也是不断精简、不断完善功能的过程。精子发生起源于睾丸生精小管中，顺次经历精原细胞、初级精母细胞、次级精母细胞、精子细胞和精子。整个变形过程中细胞逐渐变小、细胞质浓缩、染色体变成单倍体、DNA浓缩，最终整个精子变成尖尖的头部（有利于结合透明带，完成受精）和长长的尾巴（有利于游动）。为了完成精子的遗传信息传递使命，精子细胞已经进化到简装上阵，除了"尖端武器"，几乎不携带任何东西。但令人惊奇的是，在已经很小的精子头部末端依然存在着转录组及前面提到的"暗物质"。既然它们没有被进化掉，顽强存在于已经如此简化的精子中，一定有其特殊功能。我们提取到精子中的"暗物质"进行生物信息学分析，发现它们不仅仅与精子的受精过程有关，甚至与卵母细胞中的RNA产生协同作用，指导后期胚胎发育。这些结果令人兴奋，值得继续深入研究，同时也验证了存在即合理的道理，尤其在跨代遗传领域。

### ◇ 先出现DNA还是先出现RNA

我们一方面对基因组的高效运行感到赞叹，另一方面也产生深深的疑问：为什么没有生物以DNA为模板直接合成蛋白质，为什么中间加一个信使RNA（mRNA），它的存在有什么好处？这是一个长期困扰生物学家的复杂问题。它不仅仅涉及分子起源到底是先出现DNA还是先出现RNA，还涉及DNA/RNA结构、功能和位置信息。类似于"先有鸡还是先有蛋"的问题同样伴随着生物学的始终。下面我们从几个方面简单回答一下，不全面，但可窥一二。首先，从功能角度讲，DNA数据庞大、遗传信息忠诚度高、结构稳定，适合做细胞生命的"指挥家"。而RNA虽然种类繁多，但结构不稳定、信息量少、易降解，因此更加适合做"临时工"。其次，细胞核空间有限，既转录又翻译，显然是装不下的。这好比皇宫里面住着皇帝（DNA），大臣们（RNA）来开开会还是可以的，执行任务却需要离开皇宫到各个衙门去。再次，从效率上看，RNA上有起始密码，用于结合核糖体（蛋白质加工场所），翻译产生蛋白质。而核糖体更适合解读单链的遗传信息，提高效率，双链DNA显然并不适合。关于DNA、RNA的起源、功能以及它们的"爱恨纠葛"，还需要科学家不断努力，逐步揭晓答案。

DNA的发现开创了分子生物学的新纪元，也让我们更深层次地了解生命，认识自己。可以说，DNA的整个发现过程充满着机遇、巧合。站在台前的固然享受着无比的荣耀和光辉，但幕后的英雄、默默无闻的奉献者，同样值得我们铭记。

— 2.2 —

## DNA发现背后的故事

历史是公平的，因为它总是能够把人类社会发展所经历的大事件进行记载，并逐渐还原事件本身的样子。历史有时又是不公平的，它会忽略推动历史事件的幕后英雄。DNA双螺旋的发现过程，除了获得诺贝尔奖的三位科学家之外，还有更应该被后人铭记和尊重的罗莎琳德·埃尔西·富兰克林女士。

　　富兰克林是一位英国物理化学家。她所做的研究领域比较广泛，涉及DNA、病毒、煤炭与石墨等物质的结构等。富兰克林出身在富裕的犹太家庭，15岁时就立志成为一名科学家，18岁考入剑桥大学。在那个时代，女性接受高等教育仍被认为有悖常理。虽然遭到家人的极力反对，甚至她父亲因此而停止对她学业的资助，但倔强的她通过自己赚取学费顺利完成学业。此时全世界正处于"二战"时期，当时富兰克林的研究方向主要集中在煤炭领域，她的论文时常被引用，可见其在物理学领域的造诣。"二战"结束后，富兰克林进入伦敦国王学院进行DNA结构的研究。由于拥有扎实的物理学功底，她拍出了被认为"完美到极致的DNA分子链X射线衍射"的里程碑式的图片（图2.2）。就是这张经典的DNA结构X射线衍射图"照片51号"以及相关数据，为詹姆斯·沃森与弗朗西斯·克里克破解DNA结构提供了关键线索。令人遗憾的是，这张图片在未经她本人许可的情况下，被威尔金斯拿到沃森和克里克面前。沃森曾说："在看到图片的瞬间，我目瞪口呆、心跳加速，图片上占据主要位置的黑色十字只能从双螺旋结构中产生。"而此时沃森和克里克看到这张图片后，汲取了灵感，迅速更正他们研究已久的错误的三螺旋结构的设想，这为他们在DNA发现之旅的竞争中占得先机。沃森和克里克随后向英国医学研究理事会提交一份研究报告申请资助，该报告中包含了富兰克林的大量原始数据，但富兰克林并不知情。两个人的做法并不光彩，有将他人成果占为己有之嫌。这张"照片51号"在富兰克林的日记中有过表述，但富兰克林至死也没有想到是威尔金斯透露了她的研究成果和相关数据。此时的富兰克林拥有DNA衍射图片和原始数据，再结合她扎实的物理学基础，揭开DNA双螺旋结构指日可待。但历史总是给我们开这样的玩笑，富兰克林距离发现DNA双螺旋结构仅仅一步之遥，令人遗憾和惋惜。

　　起初，富兰克林进入国王学院是想研究蛋白质的X射线晶体衍射，后来在一位物理学家的安排下从事DNA化学结构的研究，与另外两位成员（威尔金

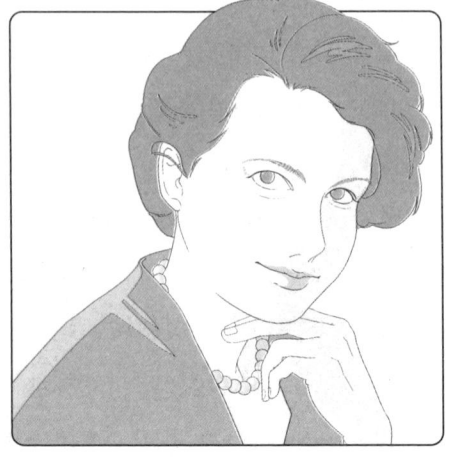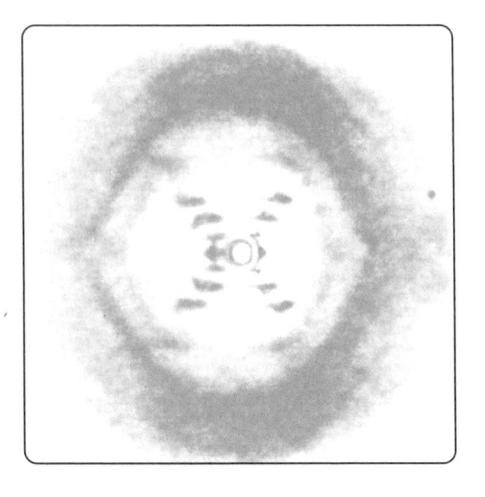

图2.2　富兰克林与DNA结构X射线衍射图（即"照片51号"）

斯及他的一位学生）共同研究。而A型（左手螺旋）和B型（右手螺旋）的双螺旋结构都是富兰克林与这位学生合作研究得到的结果。坊间传闻，富兰克林进入实验室时，威尔金斯正在度假，虽然物理学家推荐信中指派富兰克林从威尔金斯手中接手该研究，但是威尔金斯并未看过该信件，当威尔金斯回到国王学院之后，便与富兰克林产生误会。威尔金斯认为她只是自己的助手，与他的学生地位一样，而富兰克林则认为威尔金斯不应干涉属于她自己的课题。最终两个人关系紧张，没有分享各自的研究成果。然而1953年1月，在富兰克林完全不知情的情况下，与富兰克林合作的学生给了威尔金斯一张X射线照片，正是"照片51号"。1953年3月18日威尔金斯写信给克里克，说他想在他们的短文旁边发表一篇短信，并补充道：富兰克林要发表一篇文章报道其晶体学工作对DNA分子研究的促进作用。不知是威尔金斯的迷途知返还是良心发现，但可以肯定的是，即使是威尔金斯本人也是认可富兰克林在DNA发现中的作用的。后来，富兰克林离开国王学院来到伦敦大学伯贝克学院从事关于烟草花叶病毒与小儿麻痹病毒的研究，并成为该研究领域的先驱。

当时探索DNA结构的竞争是非常激烈的，主要有三组实力最为接近。除了沃森和克里克外，还有威尔金斯和富兰克林，以及美国加州理工学院的莱纳斯·卡尔·鲍林（Linus Carl Pauling，1901—1994）。沃森深知成果率先发表的重要性，因为没有比第一个揭开DNA结构之谜更令人兴奋的事了。科研工作的性质决定了历史只会记住第一发现者。据克里克回忆，当鲍林打败所有对手率先报道蛋白质重要的二级结构特征——α螺旋结构时，卡文迪许实验室主管威廉·劳伦斯·布拉格（William Lawrence Bragg，1890—1971）（历史上唯一的父子同时获得诺贝尔奖者，也是历史上最年轻的诺贝尔物理学奖获得者，时年25岁）相当绝望。他曾说："我的同事在（蛋白质）α螺旋结构方面的失败，给沃森和我留下了深刻的印象。"这也是为什么沃森看到"照片51号"会如此兴奋，因为他坚信DNA结构的发现是引起轰动的事件，能够在众多竞争者中脱颖而出。

后面的故事就是大家所熟知的，沃森和克里克因为创世纪的研究而获得诺贝尔生理学或医学奖，同时与他们一起获奖的还有他们的盟友威尔金斯。1968年沃森出版极具个人情感色彩的书籍《双螺旋》（*The Double Helix*）。书中评价富兰克林是性情乖僻、傲慢且目中无人的女性。同时沃森也"误以为"富兰克林是威尔金斯的下属，并描述她是个不合作的人。此外，书中还说富兰克林完全反对双螺旋结构模型。沃森对这位对他科研生涯产生重大影响，并给予了无私帮助的人如此诽谤，令人唏嘘。

1958年4月，富兰克林因支气管肺炎及卵巢癌逝世，年仅37岁。虽然后来发现富兰克林家族有卵巢癌的家族史，但大家还是认为她的卵巢癌与她在工作环境中长期接触X射线的辐射有关。2003年，伦敦国王学院将一栋新大楼命名为"罗莎琳-威尔金斯馆"，以纪念她与同事莫里斯·威尔金斯的贡献。

无论如何，历史并不以一家之言做最终定论。富兰克林是一位对科学具有强烈好奇心的女子，有着对科学的献身精神，为此而终身未婚。历史也终将铭记这位流星一般熠熠发光的女科学家。

# — 2.3 —

# 金镶玉的DNA双螺旋

2000年6月26日，美国时任总统克林顿宣布完成人类基因组图谱的草图："今天，我们学习上帝创造生命的语言。在具备这种深奥的新知识后，人类即将获得强大而崭新的治疗力量。"进入21世纪的第二个十年，各种DNA测序技术不断改进，使得DNA测序更加精准、更加便捷，并且更加经济。低成本的测序让每个人拥有自己的一套DNA图谱成为可能。DNA将成为我们对未来人体探索的核心力量。

DNA发现之前，关于生物体的由来存在很多种说法，除了达尔文的进化论，还有自然发生学说、生机论等。正是DNA的发现让人类首次寻找到了自然界中动物、植物、微生物得以世代延续的遗传基础。伴随着DNA双螺旋结构的发现，分子生物学的发展也进入了快速通道。20世纪60年代中期，科学家们已经了解细胞的复制、转录和翻译的基本机制，也知道四种碱基如何通过遗传密码转化翻译成具有功能性的蛋白质。20世纪70年代的DNA测序技术、80年代的基因重组技术、90年代的聚合酶链式反应（PCR）扩增技术等，无一不彰显分子生物学的蓬勃发展。人类依靠DNA的发现，从容地测得DNA的序列构成，合成体外人胰岛素，探讨人类起源，甚至还能够把当年美国总统克林顿和莱温斯基的桃色八卦也用更加科学的方法进行解读。现代分子生物学技术已经影响到世界上每一个人的生活。无论是孕妇的无创产前诊断、新型冠状病毒感染核酸检测、遗传病筛查、肿瘤预后监测，还是新兴的天赋基因测序、古人类起源追踪，它已经成为我们工作生活的重要组成部分，并且继续影响着我们的未来。

DNA双螺旋的发现是一群物理学家和生物学家共同努力的结果。沃森和克里克的惊人发现不是通过经典的物理实验证实的，而是通过构造想象来实现的，这也为生物学后面的蓬勃发展插上了想象的翅膀。正如理论物理学家保罗·狄拉克（Paul Adrien Maurice Dirac，1902—1984）通过纯粹的数学手段成功预言带正电荷的电子一样，后面的实验证明则留给其他人去完成、去验证。紧随其后的基因转录的密码子也是沃森构想后由另外一位科学家证明的。此后，生物学家尤其是具有一定地位的大家们乐此不疲地进行着理论的想象，期待自己的预言能够被实验证明。聚合酶链式反应（PCR）是一种用于放大扩增特定的DNA片段的分子生物学技术，根据DNA碱基对互补配对原理，体外大面积扩增目标片段。它以高灵敏度、高精确度、高稳定性的特点在精准医学各个领域广泛应用。它的发明者凯利·穆利斯（Kary Banks Mullis，1944—2019）是一位思路清奇又有些懒惰的科学家。据说，凯利·穆利斯在夕阳下驾车行驶在高速公路上时突发奇想：既然碱基对可以在体内打开、配对、添加，无限循环复制，那么能不能在体外进行同样的操作呢？说做就做，他立马开始了试验工作。然而，拙劣的实验操作水平让他意识到，自己并不擅长实验技术，恐怕做不出来。聪明的凯利·穆利斯立刻想到寻找合伙人，自己提供思路，合伙人（同实验室的日本同事）提供实验室技术。就这样，诺贝尔奖级别的研究终于诞生了。因此，PCR发明的实验室工作主要由一位日本人完成。只是可怜了这位日籍技术人员，我们至今仍不知他叫什么名字。PCR这个名称是不是很熟悉？新型冠状病毒感染疫情的三年里，该技术服务全球几十亿人，成为核酸病毒检测不可或缺的工具。PCR技术在深度影响我们日常的同时，全球市场规模也在不断扩大，仅仅疾病诊断领域的市场容量就在100亿美元，成为各大诊断公司攫取利润的重要方向。

随着分子生物学的不断发展以及分子生物学技术在医学、农业、工业等各个领域的应用，其影响力正在逐渐向各个学科延伸，甚至对很多学科发展产生本质性和颠覆性的作用。很多国家和地区都投入大量研究经费到分子生物学研究的各个领域，以期待在21世纪这个生物学的世纪中，占得一席之地。DNA

也俨然成为科学家、企业家、政治家的一座矿山。1976年美国DNA重组技术先驱与商业冒险家成立世界上第一家生物技术公司——基因泰克（Genetech）公司，意思是genetic engineering technology，即基因工程技术。该公司的第一个产品是采用重组DNA技术生产人工合成胰岛素。这是一项革命性新技术，让医药公司完全抛弃了人类长期使用的动物来源胰岛素，减少了免疫排斥的问题，同时减少环境污染，也大大提高了胰岛素的纯度。此后一系列的生物工程产品陆续出现在各大医药公司的生产线上，DNA及其衍生技术一时风头无限。如今，全球排名前十的重磅药物中（年销售额10亿美元以上），有7个属于生物制药，可见其对生物医药的影响。

人类遗传领域，尤其是遗传性疾病一直被认为是宗教禁区。一部分遭到上天"遗弃或惩罚"的人，他们要么有着明显的身体或精神残疾，如色盲、耳聋等并不严重威胁生命的缺陷；要么出现致死性遗传缺陷，如脊髓性肌萎缩症等，只能听天由命。DNA的发现，尤其是人类基因组计划，这一人类通过无国界、无差异、无歧视的科研合作，共同完成的一项壮举，让人类手握对抗疾病的强大武器，从上天手中拿到了通往健康之路的密钥。从此，人类将利用这一武器，寻找致病基因并进行阻断。

三十多亿年以来，DNA总是以近乎完美的双螺旋结构存在于自然界生物体中，"操控"着万物生生不息，它是自然界中最低调的"指挥家"。自然界中的万物根据它提供的指令繁衍生息，完成代际间生命的延续。DNA根据自己的意愿和方式将遗传信息传递下去，形成不同的细胞器、细胞、组织和器官，直至每一个生命体。而每一个生命体都是一台拥有现代手段的人类也无法制造的精密仪器。DNA在复制过程中精密操作，统一规划，确保了遗传的稳定性和复制的精确性，最重要的还具有灵活性以适合环境和进化的需要。人类进化领域的研究战绩斐然，从此进入通过DNA追踪祖先的大门。人类起源于哪里？又是怎样扩散到全世界的？为什么智人能够获胜，统治着这颗蔚蓝的星球？为什么尼安德特人的基因在现代人类基因组中所占比例那么少？……所有这些问题只要通过线粒体这种母系遗传的物质就可以追根溯源，绘制出以线粒体为坐标的人类迁移图。科学家从DNA上寻找人类起源与迁徙由来已久。这方面，中国科学院付巧妹研究员做了相当出色的工作。该研究团队从遗传学角度揭开了有关中国南北方史前人群格局及迁移与混合这一重大学术问题上的若干谜团，揭示中国南北方古人群的遗传差异、融合进程与主体连续性，为探源华夏族群及其文化和修正东亚南方人群演化模式做出了重大贡献。

　　DNA及DNA相关的分子技术除了上述领域外，还应用在很多领域。如DNA指纹技术应用到法医领域，让辛普森案件闻名全球；聚合酶链式反应（PCR）从莱温斯基身上提取精斑进行扩增确认，更让克林顿的轶事成为美国茶余饭后的谈资。还有就是特殊的遗传标记（STR）应用于亲子鉴定，各种疾病相关标志物在人类疾病诊断、治疗、复发和预后监测中的应用，等等。在疾病监测领域，虽然我们与欧美发达国家相比还有较大距离，但可喜的是中国一大批科学家和企业家正在努力追赶，有些方面甚至走在了世界的前列。"新冠"疫情暴发之初，中国科学家最早公布病毒基因组序列，为病毒筛查、疫苗研发打下基础，更为全球抗疫做出贡献，就是最好的例证。

# — 2.4 —

# 基因与疾病

　　DNA除了与医疗、农业、工业相关外，更与我们的身体健康息息相关。"做你自己，因为别人都有人做了"，这是奥斯卡·王尔德（Oscar Wilde，1854—1900）的名言。世界上没有完全相同的两片叶子，同样，世界上也不会出现完全相同的另一个你。即使是同卵双胞胎，你和另一个兄弟/姐妹也是不同的。从遗传学角度看，人与人之间基因的相似程度高达99.5%，那为什么说我们每个人都是独一无二的呢？秘密恰恰就在这余下来的0.5%里。请别小看这0.5%的差异，其背后的数量也是惊人的。人类约有60亿碱基，0.5%就意味着有3000万个碱基不同！它们的变化足够引起不同个体之间的差异。这些差异除了表现出不同的身高、体重、肤色等表型，更影响着人们的身体健康，尤其是致病基因的携带。

每年10月份是世界乳腺癌防治月，目的之一就是为了早预防、早发现、早治疗乳腺疾病，降低乳腺癌给女性带来的生命威胁。由于其公认标识是"粉红丝带"，借鉴这种创意，乳腺癌和宫颈癌同时排查的双癌筛查便以"双丝带"为标识。截至2022年8月，我国开展了近2亿人次两癌免费筛查。目前已经鉴定出一些与疾病密切相关的致病基因，如乳腺癌易感基因：乳腺癌1号基因（BRCA1）和乳腺癌2号基因（BRCA2）。常年来，乳腺癌发病率位居女性恶性肿瘤的第一位，严重威胁女性健康。2013年，好莱坞知名女星安吉丽娜·朱莉做了选择性乳房切除，就是因为从母亲那遗传了BRCA1基因，因此患乳腺癌和卵巢癌的概率比常人要高。她选择主动的医学手术方式以降低患病风险，再以假体进行乳房重建，恢复外观。暂且不论这种主动切除术是否明智，但致病基因的携带对个体身心的影响是巨大的。

我们在日常门诊中遇到致病基因导致无法正常生育的患者也不在少数。葡萄胎是常见的妊娠滋养细胞疾病，并且亚洲女性的发病率高于欧美女性。曾有一名女性患者与前夫怀孕三次均为部分性葡萄胎，后与现任丈夫又出现第四次葡萄胎。该患者进行遗传咨询并行全外显子测序和短串联重复序列（STR）检测，发现其NLRP7基因杂合突变。最后与遗传咨询师商量后，建议患者进行供卵试管婴儿助孕。可见，家族性遗传性疾病的致病基因不仅仅对患者身心造成影响，对家庭婚姻的稳定也构成威胁。目前我们虽然能够检测到部分致病基因，但并不能保证这些致病基因不传递给子代。即使采用第三代试管婴儿技术，也不能全部阻断遗传性疾病的跨代传递问题。

近年来，由于DNA测序成本不断降低，个体也能够承担得起，因此，一些测序公司将个体全基因组测序摆上了货架。一般抽血提取DNA后，几个工作日之后就能够拿到自己全部基因组信息。它包含了个人准确的基因结构和大量的碱基对。那么这些碱基对对个体来说到底意味着什么？它们对个体健康是有益的还是有害的？个体是不是致病基因的携带者？个体罹患哪种遗传性疾病的风险比较高？这些基因检测结果真的能为健康保驾护航吗？当前，完美解读一份基因检测报告是非常具有挑战性的，除了分析大量遗传信息之外，还需要结合个体的生活习惯、环境因素。而人类除了受到DNA遗传物质支配，外在因素的重要作用也是不能忽略的。截至目前，已经发现的符合孟德尔遗传病（单基因病）的有8000多种，由此可以看出人类在疾病面前的脆弱性。如何针对致病基因进行有效阻断任重而道远。

DNA双螺旋的伟大发现，开启了分子生物学时代，人类从此真正认识了自己的遗传密码。人类来源于精卵结合的受精卵，那么受精卵或胚胎层面一定有很多有趣的故事发生。既然精子和卵子能够在输卵管中受精发育成胚胎，在子宫内着床；那么能否将精子和卵子在体外进行受精后再移植回女性子宫里呢？将生理状态下的精子和卵子体外结合还存在哪些障碍？这些障碍是怎样被突破的呢？下一章将继续探讨。

第二部分
# 体外生命的萌芽

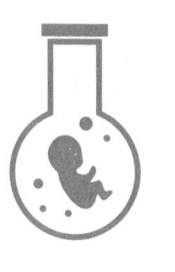

# 第3章　谁动了上帝的奶酪

---

每个人都希望真理在他那一边，但并不是每个人都诚恳地愿意站在真理的那一边。

——拉尔夫·沃尔多·爱默生（Ralph Waldo Emerson，1803—1882）

---

东西方神话中，有许多创世主造人的故事，如上帝造人、女娲造人等；历史人物在传奇故事中也往往是通过非自然的方式出生的，例如汉高祖刘邦的母亲梦见神龙而怀孕。故事虽然精彩，但不通过男人和女人之间的性行为而达到繁衍的目的，在20世纪之前的人类身上几乎是不可能的。科技的发展为人类生殖的改变提供了强劲动力，原本依靠男女双方在体内完成受孕的过程现在可以在体外进行，这彻底改变了人类生殖的方式，从此开启了人类体外受精之旅。

# —3.1—

# 改变人类生殖方式

不同于20世纪最伟大的科学家爱因斯坦的光芒万丈，被誉为"试管婴儿之父"的胚胎学家罗伯特·爱德华兹（Robert G. Edwards，1925—2013）是低调而内敛的，但他所主导的试管婴儿技术与相对论一样璀璨耀目，对人类的发展进程产生了深远影响。

◇ 试管婴儿之父

> 罗伯特·爱德华兹，1925年出生于英格兰曼彻斯特，剑桥大学教授、英国生理学家、体外受精–胚胎移植技术的创建者，被誉为"试管婴儿之父"。1948年，23岁的爱德华兹退伍后进入北威尔士大学学习农业科学；1955年获得爱丁堡大学动物基因研究生学位；1956年至1978年从事生殖生理学研究，并成功诞生世界第一例试管婴儿；1983年至1984年创立欧洲人类生殖和胚胎学会（European Society of Human Reproduction and Embryology，ESHRE），并创办《人类生殖》杂志——至今仍是辅助生殖领域最有影响力的学会和杂志；2001年，由于在人类不育症治疗领域的突出成就，获得美国阿尔伯特·拉斯克医学研究奖。2010年因创立了体外受精技术独享当年诺贝尔生理学或医学奖。2013年4月10日去世，享年87岁。

1943年，"二战"进入白热化阶段，年轻的爱德华兹不得已暂时休学，转而进入英国海军服务，直到1948年他才彻底离开部队，回到戈顿，申请就读北威尔士大学的农业科学专业。后来他在爱丁堡大学拿到博士学位后，开启了生殖生理学的研究生涯。

1959年，爱德华兹采用人绒毛膜促性腺激素（HCG）处理成年雌鼠，详细测得卵子成熟、排卵、受精和第一次卵裂的具体时间。毫不夸张地说，时间是贯穿试管婴儿技术的主线。什么时间打HCG，什么时间取卵，取卵后几小时进行体外受精，受精后多久观察双原核（代表精卵正常结合），原核期多久发育成胚胎、囊胚，多久进行移植，以及移植后的用药。摸清楚各个环节的时间对试管婴儿的重要意义是不言而喻的。

在20世纪50年代，美国研究团队已经在动物身上研究体外受精技术，并成功出生兔子，该项工作的完成人是华裔科学家张明觉博士（Chang Min-Chueh，1908—1991）。然而在人卵子体外培养方面，虽然张明觉的合作者格雷戈里·平卡斯（Gregory Goodwin Pincus，1903—1967）声称在20世纪30年代曾体外观察到人卵子的成熟过程，但并没有有说服力的文章出现。1960年至1962年，爱德华兹用人卵巢组织重复平卡斯的实验。但因为人卵巢组织不易得到，他们将实验对象转向狗、猴子和狒狒，并开展相关研究。虽然卵子体外成熟效率还不高（即使现在的培养技术，也未达到理想水平），但并不影响相关科研论文的发表及其影响力。之所以体外成熟效率低，究其原因，主要与培养基有关。因此，他们通过调整培养基的pH值来提高体外培养成熟的效率，同时优化培养基成分。

说来也巧，1962年爱德华兹被禁止实验人的试管婴儿技术，他不得已去格拉斯哥大学生物化学系待了一年的时间。正是这段时间，他接触到很多关于培养基的知识，这恰恰帮助他继续体外培养受精卵，并提高受精效率。1969年，爱德华兹和帕特里克·斯特普托（Patrick Christopher Steptoe，1913—1988）在《自然》杂志发表文章，证明人卵体外成熟后可以完成体外受精。该成果的发表轰动一时，它证明了应用体外受精技术在体外培养人类胚胎具有可行性。进一步说，只要将体外培养的胚胎移植到女性子宫内，成长成胎儿也是有极大可能的。但此时的爱德华兹出奇冷静，他深知真正将该技术从基础研究应用到临床尚需时日。

之后，他的主要任务就是与合作伙伴斯特普托采用腹腔镜技术，从不孕不育女性卵巢中取出卵子进行体外培养，观察是否能够发育到8细胞期（即受精卵分裂三次），甚至发育到囊胚期阶段。故事至此，技术层面的摸索应该说到达了相对成熟的阶段。但事与愿违的是，技术攻克了，钱没了。此时，他们再次向英国医学研究理事会（MRC）申请临床研究基金。不出所料，MRC的意见出奇一致：在人身上开展实验前，应该在灵长类动物身上试验过才行。这似乎是有道理的，毕竟一项新技术的应用只有在充分证明其安全性的情况下才能确保应用到临床上的万无一失。万般无奈之下，爱德华兹和斯特普托两人寻找到私人基金的支持，研究才没有夭折。除了缺乏资金，实验室也不得不从剑桥搬到了奥尔德姆（Oldham）。他们在那里建成了世界上第一个体外受精实验室，面积只有8平方米，没有窗户，只能容纳两个人，估计也是世界上最小的体外受精实验室了。其他物品包括生化试剂、pH仪、超净台、显微镜等，整个实验室总花费不超过1万英镑。正是在这间小小的实验室里，爱德华兹和他的团队共同创造了生命的奇迹。

◇ **爱德华兹的得力助手们**

在爱丁堡学习期间，爱德华兹遇到了他的爱人，一生的科学伙伴——露丝·福勒（Ruth Fowler，1930—？ ）。此时，她正在攻读遗传学学位。露丝·福勒的父亲是剑桥大学数学物理学教授，被认为是天才数学物理学家；外公则是大名鼎鼎的原子核物理学之父欧内斯特·卢瑟福（Ernest Rutherford，1871—1937），1908年诺贝尔化学奖获得者。1954年爱德华兹与露丝·福勒结婚。婚后的她，成为爱德华兹的得力助手。他们采用外源性激素诱导雌性小鼠超排卵技术，不仅打破传统认为不可能超排卵的概念，也为后来实验用的卵子提供了数量保障。

爱德华兹的团队构建主要由三人组成：爱德华兹、斯特普托和琼·珀迪（Jean Purdy，1946—1985）。珀迪于1968年成为爱德华兹的助理，爱德华兹很多开创性的研究成果皆由她整理成文，包括两篇《自然》杂志上的文章。珀迪是护理专业出身，这种复合型的背景为爱德华兹进行临床研究提供了极大的帮助。另外，除了在培养室中培养胚胎外，珀迪还要在医院给患者提供咨询服务，类似现在我国生殖中心做的患者教育。很显然，那时候的患者教育工作比现在难做得多。一方面，公众科学知识的获取和理解都很匮乏，试管婴儿的知识又是全新的、风险也是未知的，患者接受起来并不容易。另一方面，英国处于传统基督教势力范围，开展患教工作的艰难可想而知。珀迪需要付出极大的耐心和冒险精神，才能让不孕不育患者信任他们。除了专业领域的事情外，在伯恩霍尔诊所（Bourn Hall Clinic）的筹建中，珀迪更是厥功至伟。1978年，斯特普托退休，奥尔德姆医院不允许他们再开展试管婴儿技术，因此他们想开一家私人诊所继续工作。爱德华兹此时正忙于编写教材，这一重任便落到了珀迪的身上。珀迪在剑桥附近找到一座庄园，建立起伯恩霍尔诊所，这里现已成为辅助生殖医生和患者的朝圣之地。用爱德华兹的话说："不再是斯特普托和我了，我们成立三人组。珀迪极有耐心，没有她，我们的工作完不成。"然而造化弄人，1985年，年仅39岁的珀迪因黑色素瘤不幸去世。辅助生殖历史上将永远记住这位美丽聪慧的女子，是她帮助爱德华兹将不孕不育患者的小宝贝带到人间。

团队另一位传奇人物曾参加过"二战"，并做过战俘，这就是战俘医生斯特普托。他出生在牛津，比爱德华兹大12岁。20世纪50年代，斯特普托在法国学习腹腔镜技术，回国后在奥尔德姆医院应用该技术进行妇科检查和女性绝育手术，是腹腔镜妇产科手术的先驱。斯特普托率先将该技术应用到辅助生殖技术中。虽然在当时备受争议，但斯特普托显然是一位意念坚定的人，这也是后来能够与爱德华兹展开争议性试管婴儿研究的性格基础。腹腔镜技术可以通过输卵管冲洗出少量的分泌物，这些分泌物恰恰是精子获能的催化剂。因此，爱德华兹在图书馆读到斯特普托相关论文时喜出望外，兴奋地拨通了斯特普托的电话，寻求是否有合作的可能性。斯特普托当即表示同意。爱德华兹与斯特普托见面是在皇家医学会的会后，那时候爱德华兹正在做关于生殖免疫的报告，而不是体外受精技术。就这样，一个完美的团队就此诞生，万事俱备，只差患者。

敢于尝试的人是勇敢的，值得我们尊敬，布朗一家人更值得每个人尊敬。当布朗夫妇——莱斯利·布朗（Lesley Brown）和约翰·布朗（John Brown），为了拥有自己的孩子而求助无门时，他们来到奥尔德姆医院见到了斯特普托。他们是通过媒体宣传得知体外受精技术的，希望得到帮助而生育孩子。经过腹腔镜检查，布朗夫人的输卵管端严重扭曲堵塞并与卵巢粘连。1977年8月布朗夫人做了取卵前输卵管和卵巢调理；11月10日，实施了取卵、受精、胚胎培养和移植，没过多久布朗夫人成功妊娠！1978年7月25日深夜，路易丝·布朗（Louise Brown）出生了，体重2.7千克，身体指标均正常。全世界首例试管婴儿的诞生，开创了人类辅助生殖的新时代。四年之后，布朗夫妇再次通过试管婴儿技术拥有了第二个孩子——娜塔莉·布朗（Natalie Brown）。妹妹娜塔莉·布朗17岁就通过自然怀孕生下女儿。2006年12月，姐姐路易丝·布朗也通过自然怀孕产下一个男孩，这证明了试管婴儿的安全性。

布朗夫妇是勇敢的，也是幸运的，他们通过试管婴儿技术拥有了自己的孩子。在试管婴儿实验技术初期的摸索阶段，很多患者无私捐助她们的卵巢组织，提供给爱德华兹团队进行体外培养实验，以找到最佳培养条件和时间。后来，很多夫妇在团队没有资金支持的情况下依然对他们的工作默默地支持和奉献。正是有了这些患者的无私帮助，才给予了爱德华兹团队足够的信心。每个为辅助生殖的诞生做出贡献的平凡之人都值得世人尊敬！

在罗伯特·爱德华兹的引领下，试管婴儿技术的研究获得了许多重要发现，一门新医学领域也由此诞生。他的贡献代表着现代医学史上的又一座里程碑。虽然试管婴儿技术从出现之日便饱受争议，但这仅仅是开始，并永远不会结束。如何平衡试管婴儿技术与宗教、伦理的矛盾和冲突，需要我们每个人进行深入的思考，不仅仅包括医生和相关从业人员，还包括普通大众。无论如何，任何争论都无法掩盖罗伯特·爱德华兹在试管婴儿技术上的贡献。

# —3.2—

# 回调生物钟

自然界中，无论大型动物如大象，还是小型动物如小白鼠，它们的生命周期均起源于一个单细胞受精卵，再经过一系列早期胚胎发育后形成个体。这个受精卵由雌雄双方不可再分的配子组成。二者的结合却能焕发出强大的能量，拥有全能干细胞状态，随后又不断分化成各种组织器官。这些细胞也由全能状态变成单一功能状态。最有名的解释就是表观遗传学模型。

如图3.1所示，在小山的山顶上有一个球，当这个球从山顶向下滚动时，按照不同的路线可以滚动到山底的任何一个凹槽中。这是由于地势的高低产生的动能使球不断向下滚动，直到不能再继续滚动。细胞分化的命运遵循同样的道理。处于山丘最顶端的球就是精卵结合的合子，当细胞开始分裂形成大量的全能干细胞后，球就滚落下来，进入不同的凹槽中，变成多能干细胞；然后继续滚落直至终点，形成特定的细胞类型。另外，球在各个凹槽之间有着较高壁垒，不能随意跳来跳去，更不会从凹槽的最底端再次滚回到山顶上。同理，一种分化了的细胞也不能"跳来跳去"变成另一种类型的细胞，更不能"从凹槽的最底端再次滚回到山顶上"回到全能细胞的状态。

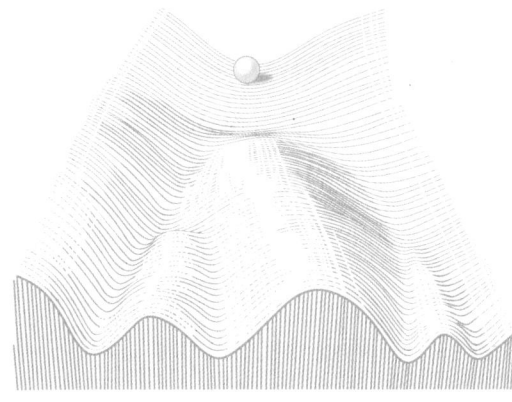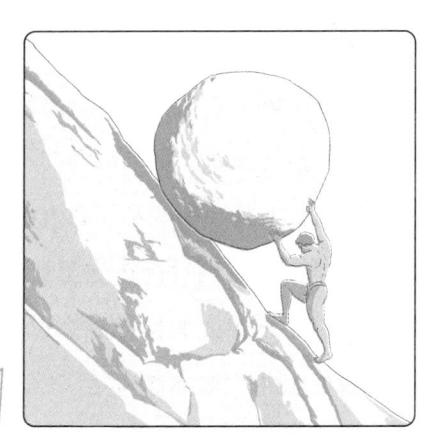

图3.1　左：表观遗传学示意图，图的不同位置代表细胞的不同命运
右：将球推向山顶的西西弗斯

既然球可以根据它的势能从山顶滚落到山底，那么我们给予同样的势能是否也可以将它从山底重新推回到山顶呢？物理世界中肯定是能够做到的，只要有足够的推力。同理，分化的细胞是否也可以完成"从山底到山顶"的过程

变成干细胞状态呢？英国科学家约翰·伯特兰·格登（John Bertrand Gurdon，1933—）和日本科学家山中伸弥（Shinya Yamanaka，1962—）完成了这一壮举，并获得2012年诺贝尔生理学或医学奖。

格登毕业于英国剑桥大学，他现在仍在剑桥大学的实验室里工作。20世纪50年代，格登使用未受精的非洲爪蟾卵来研究发育和细胞分化，想知道细胞里到底发生了什么，成年爪蟾组织的遗传物质是否已经完全丢失或失活。于是，他从成年非洲爪蟾的体细胞中取出细胞核，然后将其注入去除细胞核的卵母细胞内，进行体外培养。该技术称为体细胞核移植（Somatic Cell Nuclear Transfer，SCNT），其中"Somatic"来自古希腊语"身体"的意思。最终，体外培养的这些"组装"的胚胎成功地长成了小蝌蚪。这一设计巧妙的经典实验证明：当细胞分化成终末细胞（山顶上的球滑落到最底端）时，它们的遗传物质并没有不可逆地完全丢失或改变。采用适当的方法可以重新建立起其干细胞特性并发育成成熟个体（将球再次推到山顶）。

其后的15年时间里，格登都用来证明已分化的细胞核在适宜条件下能够发育成完整个体，即细胞核具有全能性。同时证明了越是分化成熟的细胞，成功率越低。换句话说，把半山腰的球再次推到山顶，比把山脚下的球再次推到山顶要容易。但是，到底是什么力量把球推到山顶上的呢？格登并不清楚。生命科学的可爱之处也恰恰在这里：达尔文发现进化现象，而不知道是基因在起作用，是素未谋面的奥地利修道院里的孟德尔证明了经典的遗传学理论；而当时孟德尔并不知道什么是DNA，它们又是如何进行复制并准确遗传给子代的，是20世纪50年代的沃森和克里克揭开了这个谜团。前人虽然没有用最直接的方法证明自己的理论或发现具体的机制，却为后来科学家发现世界打开了一扇窗。

1996年，一个爆炸性的消息几乎占据了全球所有报纸的头条：世界上首只体细胞克隆羊多莉诞生。完成这一壮举的是来自苏格兰罗斯林研究所的基思·坎贝尔（Keith Campbell，1954—2012）和伊恩·维尔穆特（Ian

Wilmut，1944— ）。他们与格登一样，采用的也是体细胞核移植技术。具体过程是将成年母羊的一个乳腺细胞的细胞核转移到另一只去核的卵母细胞中。然后将该合子发育成的胚胎移植到第三只羊的子宫里。两位科学家一共移植了300多枚胚胎才得到多莉，可见哺乳动物体细胞克隆的难度。多莉由于晚年时期罹患多种疾病而去世，目前它的标本陈列在苏格兰皇家博物馆里的玻璃柜中。此后的数年里，科学家克隆了马、牛等动物，甚至宠物猫、宠物狗也已经克隆出来，形成公司化的运作模式。

同格登一起获诺贝尔奖的是日本的山中伸弥（Shinya Yamanaka，1962— ），全球干细胞和多能性领域最年轻的科学家之一。山中伸弥的主要工作内容是将24个已确定与胚胎干细胞（ES细胞）分化相关的基因进行进一步的筛选，最终选定能够维持胚胎干细胞多能性最少、最必要的4个基因（山中4因子）。换句话说，只要在培养的细胞中加入4种因子，就能诱导细胞进入干细胞状态（把山脚下的球推到山顶）。

首先，我们来说说，什么是胚胎干细胞。精卵结合后细胞开始进行分裂，经历2细胞、4细胞、8细胞、桑葚胚、囊胚期各个阶段。其中发育到囊胚期的胚胎主要由位于囊胚腔内的内细胞团（ICM）和位于囊胚腔外面的滋养层细胞组成。内细胞团里面的细胞通过分离培养，具有无限的分裂潜能，它能够形成胚胎和成熟个体所需要的所有细胞。由于它不能够形成胎盘组织，因此我们称它为多能干细胞，这些多能干细胞就是胚胎干细胞。ES细胞可以通过不同的培养条件，添加不同的培养物质，分化成不同的细胞类型，例如分化成心肌细胞、血细胞、上皮细胞等。除了分化之外，另一项比较重要的研究方向就是维持ES细胞的干性，让ES细胞可以自我分裂，维持作为干细胞的基本特性，而不是分化成其他类型细胞。维持ES细胞干性的基因有很多，山中伸弥在美国研究机构的时候已经筛选到一些重要的基因，共24个。因此他准备将这些基因进行排列组合，看能否让分化后的细胞通过添加筛选出来的基因，让它们重新回到干细胞的状态。

完成这一壮举的除了山中伸弥，还有他的博士后高桥和敏。对于高桥和敏来讲，这不但是一项辛苦的劳动，而且要冒极大风险。24个基因，即使两两进行组合筛选，其工作量也可想而知，何况还要进行多种组合。科学研究的不确定性一直都存在，个人科研生涯的投入和产出往往并不成正比，一旦失败或者中途退出，就会浪费大把的科研时光甚至科研生命。二人选择的实验材料是小鼠成纤维细胞（MEF），它比较容易获得，易提取，易培养。另外，它来自胚胎，因此在适当的培养条件下存在回归原始状态的可能性。高桥和敏将24个基因片段插入到不同载体上，采用化学或电脉冲方法导入细胞内。这种方法比格登的显微注射方式显然先进得多，效率也高得多，比诞生克隆羊多莉的科学家维尔穆特的300枚胚胎的核移植方法效率也高很多。通过不同的组合和筛选，他们最初筛选出了10个决定性基因，然后通过不同的组合进一步筛选，进而确定最低的基因数量。最终选出了4个基因，被称为山中因子——Oct4、Sox2、Klf4和c-Myc。通过添加这四种基因，可以让成纤维细胞返回到ES细胞的多能状态。由于这些细胞是通过诱导产生的，因此这些细胞又叫"诱导性多能干细胞"，简称iPS细胞。它的出现开始并没有引起科学界的太大关注，直到后来被美国同行在实验室将他们的实验重复出来，并在2007年4月科罗拉多学术会议上宣布其成果后，才在科学界引起巨大反响。山中伸弥通过添加4因子将球推到了山顶上，后面又有人将成纤维细胞转化为人神经元细胞等其他各种细胞类型。也就是说，将球从一个轨道推到了另一个轨道，完成华丽转身。从此干细胞领域发生了革命性变化，无论从发表论文的数量还是申请专利权的争议问题上，总能看到科学家和资本的身影。iPS细胞具有很多优势，如自体细胞的诱导不会产生排斥反应等。不过，iPS细胞同样存在商业化应用方面的障碍，如c-Myc诱导肿瘤发生的风险等。无论如何，iPS细胞的出现是具有革命性的，几乎影响并重新塑造了生物学领域。约翰·格登和山中伸弥的工作价值是无法估量的。

# — 3.3 —

# 生命日历

　　当一个精子和一个卵子结合后发育成胚胎，胚胎又发育成个体的组织和器官。组成这些组织和器官的细胞都是处于山脚下不能够继续分化的细胞。但是，将这些细胞的细胞核进行移植能够再次得到新的个体。个体相当于"重生"了一次，再次进入其生命周期。iPS细胞则是通过成体细胞的去分化把细胞推到多能干细胞状态，并再次通过体外诱导方式形成其他类型的细胞，重新进入一轮新的生命周期。可以毫不夸张地说，我们通过生物技术，人为地调回了生物时钟，甚至可能打破进化规律，完成自我的进化过程。

　　从微观角度来讲，万事万物的生长发育都有其生命周期和生命日历。从宏观角度来讲，如春天百花盛开、秋天万物凋零等，也都有其规律。生物体发育时间顺序是严格按照物种进化形成的生物时钟进行的。如猫这种动物，它的生命跨度从胚胎形成、出生、成长直至死亡，持续时间在13～15年；人类的正常生命周期为70～80年。因此，从受精一刹那生物体就开始遵循"私人订制"的时间周期，定点、定时激发胚胎细胞不同基因、不同蛋白、不同酶类的表达和降解；另外，一些基因则在特定的时间开启/关闭，按照时间顺序有条不紊地完成胚胎发育过程。基因进行精准的时间规划是发育成形态复杂、功能各异的组织器官的先决条件。这些精确和复杂的奇迹，无法在没有时间顺序的情况下完成。就如同我们每天都忽略，但又每时每刻自动地按照地球的自转和公转来安排日常生活。如起床、活动、饮食、睡觉等。按部就班，有条不紊，自然而然。除了时间，生物体发育还会受到DNA的既定蓝图、细胞统一规划和环境变化的影响。环境的变化又可能伴随着表观遗传的影响。因此我们人类的生物日历是按照分子、细胞、组织、器官有机结合，通过精准调控完成的。我们现在虽然有可能按照自己的意愿来改造人类的基因，但是想要完全认识它们、应用它们、把控它们，还有很长的路要走。也许在未来某一天，我们可以真真正正地完成生命日历中时间的自我安排。而现在，我们正在通往那一天的路上。

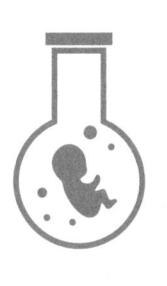

# 第4章　宝贝计划

> 在科学上，每一条道路都应该走一走，发现一条走不通的道路，就是对科学的一大贡献。
>
> ——阿尔伯特·爱因斯坦

科学的道路上总是布满崎岖和坎坷，在辅助生殖发展的道路上亦是如此。第一代试管婴儿技术（IVF-ET）主要解决女性因输卵管因素导致的不孕，这几乎解决了大部分的女性不孕问题。按照新技术出现的发展态势，一项新技术出现后必定会进一步向前发展，通常技术的发展是向着更加精准的方向继续前进的。试管婴儿技术按照出现时间以及不同的适应证，可以简单分为第一代、第二代和第三代技术。第一代辅助生殖技术是指将女性患者的卵子与处理好的精子在培养皿内共培养后让卵子受精，然后将受精卵在体外培养皿中培养产生的胚胎（第二、三天卵裂期胚胎或第五、六天的囊胚期胚胎）移植到患者子宫内并使之着床的完整过程，又称常规试管婴儿技术。常规试管婴儿技术主要针对女性原因造成的不孕，尤其是输卵管因素引起的精卵不能结合。第二代辅助生殖技术（ICSI）则主要针对男性少精、弱精因素引起的不育。该项技术不仅可以解决男性因素不育，还可以解决常规受精失败而无法获得可利用胚胎的问题。在IVF-ET和ICSI技术发展基础上逐渐发展起来的第三代胚胎植入前遗传学检测（PGT）技术，让生殖医生能够对植入前的胚胎进行染色体/基因层面的检测，筛选出正常发育且不携带致病基因的胚胎，从而有利于进一步优选胚胎。该技术主要通过遗传物质检测来诊断胚胎是否异常，筛选出染色体正常或不携带致病基因的健康胚胎进行移植，阻断遗传病传递给子代。下面将对第一代体外受精和胚胎移植（IVF-ET）、第二代卵胞浆内单精子注射技术（ICSI）和第三代胚胎植入前遗传学检测（PGT）进行简要介绍。

# — 4.1 —

# 精子的"爱情诺曼底"

前面我们提到过，人类早期的受精必须通过性行为。男性的精液排入女性生殖道内，除了需要穿过女性生殖道，接受严酷的环境考验外，还要迅速奔跑，力争最快到达卵子面前以完成使命。现实情况是，即使精子成功到达卵子面前，还有一关要过，就是包裹在卵子周边的透明带。第一代试管婴儿技术将精子和卵子放在一起共孵育，精子虽然免去了穿过女性生殖道和到达输卵管的漫长路程，但穿过卵子外围的颗粒细胞和透明带的过程是不得不经历的。释放出来的精子在生殖道黏膜和体液作用下完成获能，从而具有穿透卵母细胞周围颗粒细胞和透明带的能力，进而进入卵母细胞，脱掉包裹在精子表面的"外衣"，将精子中的遗传物质与卵子中的遗传物质结合形成二倍体，完成受精。我们大致可以将上述过程分为三个"关卡"。

第一关——颗粒细胞，保卫战的边防战士。

卵泡的发育是一个长达数月的漫长过程，根据不同的发育阶段可分为原始卵泡、初级卵泡、次级卵泡和成熟卵泡四个阶段。在卵泡发育的最早阶段，卵母细胞增大，卵母细胞周围形成颗粒细胞。成熟的卵子与透明带、颗粒细胞组成卵丘颗粒细胞复合体，并从卵巢中排出，到达输卵管壶腹部，与等待在那的精子结合完成受精。受精过程中，精子首先穿越的第一道障碍就是颗粒细胞。精子头部存在各种酶类，主要作用是将它们释放到颗粒细胞基质中，使其变得松散，易于精子穿透。该过程中精子不断释放各种酶类物质，减少阻力，同时摇动尾巴增加动力，进而成功突破第一道防线。第一代试管婴儿技术中，首先，将卵丘颗粒细胞复合体在超声介导下，应用负压吸引，把它们抽提出来。胚胎学家将它们放在试管或培养皿内。第二步，将体外排出的精子用精子专用培养基进行处理，培养基里的有效成分能够使精子在体外获能（张明觉博士的研究，详见后文专题），让这些精子具有在体外穿透颗粒细胞的能力。第三步，将精子加到含有卵丘颗粒细胞复合体的试管或培养皿内，使它们在体外能够完成受精。无论在体内还是体外，精子穿透颗粒细胞过程是一样的。接下来，精子要过的第二关就是穿越透明带。

第二关——透明带，羞涩的卵母细胞最后的堡垒。

到达透明带附近的精子进入第二道闯关过程。如果说第一关对精子来说是一场遭遇战，那么第二关面临的是兵临城下的阻击战。这时精子需要拿出自己最重要的一套装备（顶体），与之发生顶体反应。顶体反应过程由精子顶体上的蛋白与透明带上的蛋白结合，精子奋力穿越透明带，努力达到最后一关。此役虽有一定伤亡，但前途一片光明。最为可贵的是，一旦有精子穿过透明带，透明带的结构就会发生变化，质地变硬，以防止其他精子进入造成多精受精。而挡在透明带外面的精子仍会不死心，继续努力穿越，往往无功而返。

第三关——Juno（卵细胞膜上与精子结合的蛋白）与PLCζ（一种精子特异性的磷脂酶C），不来电也枉然。

最先进入卵周隙内的精子通过自身努力（精子表面有精卵结合和融合的蛋白参与），终于到达门口。此时只需要过了Juno这位门神的关就打开了胜利之门，那么精子就顺利到达卵子面前，叩开等待已久的爱情之门（PLC ζ 激活卵子），获得卵子欢心。

以上三关，每一关都至关重要，同时也意味着每一关都有大量的精子"阵亡"，取得卵子青睐的只有一个精子。精子历经险阻与卵子相遇，结合为早期胚胎，迅速卵裂，发育到第三天形成8细胞，发育到第五天形成囊胚。短短几天时间，完成单倍体生命质的飞跃，不得不说是自然界无与伦比的奇迹。此过程中，精子单倍体（染色体含23条染色单体）释放出来，与卵子单倍体结合形成二倍体（人类和高等哺乳动物均是二倍体），含46条染色体。前提是由卵子胞浆中提供的细胞因子、蛋白质、能量物质完成早期的受精、原核形成、代谢、DNA复制、转录、翻译等一系列精妙的生化反应。受精后的受精卵一分二、二分四、四分八……不断卵裂，最终形成具有囊胚腔的胚胎。囊胚结构包括囊胚腔、滋养层细胞和内细胞团。囊胚腔里含有囊胚液，伴随胚胎不断长大，最后从透明带中孵出来，让胚胎真正破"壳"而出。滋养层细胞顾名思义，具有滋养胚胎的功能，最终发育成胎盘组织。内细胞团是囊胚阶段最核心的部分，最终发育成胎儿。胚胎干细胞的来源也是内细胞团，后面我们会提到。在极短的时间内，精子、卵子、受精卵、胚胎，不但完成了各自的蜕变，重组了"自己"，而且形成了生命的雏形。这些变化不仅外部肉眼可见，内部变化更是令人吃惊，让我们更加赞叹生命的强大与不可思议。

# — 4.2 —
# 体外胚胎的观察与评分

　　胚胎发育早期，受精卵经历极大的形态学改变。从内在看，染色体、基因、细胞因子等随着细胞数目的增加不断发生变化。从外在看，精卵结合后经历细胞器胚胎和囊胚期胚胎。很多患者在做完试管后的第一件事就是问医生：我的胚胎有多少个？发育得怎么样？几级？怀孕的概率有多大？面对这样的问题，医生一般只大概告诉你多少可以用，胚胎评级多少。那么什么样的胚胎算是不错呢？下面简单介绍一下IVF实验室是如何对胚胎进行评估的。

　　此第一天非彼第一天。通常，我们将取卵时间和取精时间定为第0天，主要完成含卵母细胞的卵丘复合体的处理、精子的优化、精子和卵母细胞的共培养（第一代试管婴儿技术）或ICSI进行受精。取卵的后一天通常定义为第1天，主要完成受精与否的观察（实验室人员主要观察精子是否穿透卵子并完成解聚，DNA融合）。那么，精子和卵子是否成功受精的标志是什么呢？就是形成了两个大大圆圆的原核。它们彼此依靠在一起，从卵母细胞外延逐渐向中间移动。仔细观察，原核中会发现颗粒状物质呈匀质的球体，是细胞核内的核仁物质，富含蛋白质和RNA分子，主要功能是进行核糖体RNA（rRNA）的合成，为急剧变化中的胚胎提供源源不断的蛋白质。为了尽量减少对它们的打扰，大多数实验室的习惯是第2天不再进行胚胎观察，而是第3天再观察。无论第2天（通常发育到4细胞）还是第3天（发育到8细胞）阶段，我们统称为细胞期阶段。

　　通过第1天的观察，精子和卵子顺利完成结合（它们相爱了）。既然相爱了，当然就要在一起过日子。有的在一起过得"幸福"：关系和睦（继续发育）、没有琐碎的争吵（细胞碎片少）、各项指标平衡发展（卵裂球大小均匀）、家庭成员数量为八口之家（细胞数8~9个）。有的虽然相爱了，但过得并不

"幸福"：家庭成员数量少（细胞数3~5个），经常琐碎地争吵（细胞碎片多），日子过得一团糟，各项指标也不平衡（卵裂球大小不均）。很多文献报道证明它们走到最后（妊娠）的可能性也很小。正是在这一天，我们对细胞期阶段的胚胎进行评分，进而进行分级，主要参考指标就是上述几点。

能彼此真心"相爱"，踏过前面层层阻隔继续"幸福"下去的胚胎肯定越来越少，但它们走到最后（妊娠）的可能性也是最大的。细胞期胚胎再经过两天的持续发育，经历过桑葚期（各个细胞聚集一起，彼此信号通讯加强），进入囊胚期阶段。那么这个阶段最幸福的"家庭"是什么样的呢？全家人亲密团结（内细胞团），朋友们紧紧围绕（滋养层细胞）。此时，胚胎学家根据囊胚腔的大小、内细胞团和外滋养层细胞来进行分级和评分。

胚胎的评分是一个系统而全面的过程，更是对胚胎各项关键指标的综合考量。当然，我们也会根据它们的等级，按照发育潜能的大小进行排列，优先移植"最漂亮的胚胎"。如果胚胎有剩余，那么实验室人员将把剩余胚胎进行冷冻，保存在-196℃的液氮里，为后来的再次移植做储备。患者每次取卵后，非常关心自己的胚胎发育情况，唯恐因为自己关心不足而错过什么。其实完全没有必要，下面给大家几点建议，希望能够安抚助孕夫妇的心。

1. 有的患者经常问医生胚胎评分是几级，为什么有些不能移植或冷冻。其实胚胎学家会根据胚胎的形态和评分，选出最具有发育潜能的胚胎进行移植或冷冻，以达到最优的妊娠率。

2. 无论胚胎多少、质量如何，既然可以移植，那就说明是有着床潜能的，每一位进行胚胎移植的患者都要抱有希望。因为影响胚胎着床的因素除了胚胎因素外，还有其他因素，比如心情。

3. 关于概率问题，无论这个生殖中心的成功概率是多少，对于个人来讲只有0和1，要么成，要么没成。

◇ 助孕夫妇经常问到的几个问题

Q：什么是冻融胚胎移植（FET）？

A：FET即冻融胚胎移植。一次试管婴儿助孕后将多余的可移植胚胎进行冷冻，以备下一次进行解冻后移植。过去传统的慢速程序化冷冻技术的胚胎复苏率为60%～80%，近几年的玻璃化冷冻技术使胚胎复苏率明显提高，可达98%～100%。尽管如此，仍有极个别的胚胎在解冻后部分或全部卵裂球不能复苏。FET的妊娠率比取卵周期的新鲜胚胎移植妊娠率高一些。具体原因有以下几点。首先，新鲜周期进行移植时，由于在各种促排卵药物或内分泌调节药物的影响下，卵巢功能未完全恢复，子宫内膜容受性可能受损。而FET周期恰恰避免了因新鲜周期用药造成的女性激素水平的波动，进而提高临床妊娠率。其次，FET周期倾向于选择激素替代、降调节激素替代或促排卵方案，内膜准备充分。此外，最新观点认为，冷冻复苏过程中胚胎经过温度的变化具有更强的活力，提高了着床能力。但具体机制还不清楚。

Q：为什么有人第3天移植，有人第5天移植？

A：理论上精卵结合后的任意一天都是可以进行移植的。随着辅助生殖技术的发展以及大量临床数据的积累，全球专家的共识是普遍采取第3天或第5天进行移植。辅助生殖发展早期第3天移植居多，后来随着囊胚培养技术的改进和提高，第5天的囊胚期（细胞数100～200个）着床效果更好。但并不是所有患者都适合培养到囊胚期，医生会根据患者自身条件视情况而定。

Q：新鲜周期移植还是冷冻周期移植？

A：很多患者一直疑惑为什么有的是新鲜周期移植，有的则是把胚胎冷冻起来后再进行移植。具体移植时机是由医生根据每个患者的自身条件来决定的。如果患者条件符合要求，通常会进行新鲜周期移植，二期新鲜周期移植的成功率也在可接受范围。如果身体状况没有达到移植的要求，则会先将胚胎冷冻起来，进行冷冻周期移植，也避免了胚胎的浪费。

经历过一次取卵和移植的患者会发现，从体格检查、促排卵用药、卵泡监测、扳机、取卵，到胚胎培养和移植的整个链条密切连接，节奏非常紧。因为整个过程的动态性，决定了试管婴儿技术严格要求医生在每一个阶段"随机应变"，根据具体情况决定下一步用药或者助孕策略。这既考验临床医生的经验，又考验其对患者未来结局的把握能力。因此，对助孕夫妇来讲，积极配合医生治疗，理解医生每到一步的策略变化，及时与医生沟通，显得非常必要。除此之外，临床医生与实验室胚胎学家的互动，不仅能够及时了解胚胎发育的动态过程，还影响临床医生进行移植还是冷冻的决策，是工作中必不可少的环节。

总之，没有任何一家生殖中心敢保证某个患者一定能成功怀孕。临床医生、实验室胚胎学家和助孕夫妇唯一能做的就是将每一环节做到极致，争取最终有个好的妊娠结果。

第一代试管婴儿技术的受精虽然在体外，但精子完成与卵子的相遇同样需要闯过之前提到的三关。因此，完成第一代试管婴儿技术必须具备两个条件：一是精子有一定数量，并足够健康，能够"追求"到卵子；二是精卵能够产生生化反应，精子可以获取到卵子"芳心"。二者缺一不可，相辅相成。然而现实中，有些男性精子数量不足，"体能"也差，自己是不能够完成上述使命的。怎么办呢？这就涉及下面要介绍的第二代试管婴儿技术了。

# — 4.3 —

# 一层膜的距离

第一代试管婴儿技术将精子和卵子放在一起共孵育，精子虽然免去了穿过女性生殖道和到达输卵管的漫长路程，但穿过卵子外面的颗粒细胞和透明带的过程是不得不经历的。我们可以把透明带想象为鸡蛋的蛋壳，主要作用是保护里面的蛋清和蛋黄以及后面准备孵出的小鸡。别小看它，就是这样一层看似薄薄的蛋壳，成功地阻拦了精子的千军万马，成为精子进入卵子的"拦路虎"。为此，全世界科学家不断尝试各种办法帮助精子穿透卵母细胞透明带。方法大概分三种（除去ICSI）：透明带钻孔（ZD）、透明带切割（PZD）和透明带下受精（SUZI）。顾名思义，三种办法的共同之处就是通过人工的方式将透明带打开一条小小的通路，送精子一程，帮助精子与卵子结合。虽然理想很美好，但上面提及的所有技术的受精效果都不理想。原因有不少，最主要的还是精子自身的问题，如精子活力差、不能激活卵子等。

既然卵子不接受精子，那么能不能通过人为方式让它们（强制）结合在一起呢？这就是我们即将提到的第二代试管婴儿技术——卵胞浆内单精子注射技术（ICSI）。简言之，显微镜下人为地抓到一条精子，把它直接打入卵子中，强制它们结合，实现受精。举个例子，我们找对象时，属于自由恋爱，即使父母或朋友安排相亲，也要彼此喜欢，才决定是否步入婚姻殿堂。这属于自由恋爱的过程，彼此拥有选择权。自由恋爱的过程与试管婴儿第一代技术（IVF）很类似，培养皿内很多精子争取与卵子自由结合，精子有选择卵子的权利，卵子也有选择精子的权利。第二代试管婴儿技术则更像封建社会的"父母之命、媒妁之言"，"父母"（实验室人员）早就给你定好了"亲"，你几乎没有选择的余地，要做的只是等待入洞房的那一刻。ICSI技术过程与封建婚姻非常类似，卵子和精子似乎也没有过多选择余地，在人为干预下被强制结合在一起。至于它们会不会"幸福"，就要看精子和卵子自身的质量了。

说到底，ICSI技术与前面介绍的技术比较，是人为地、主动地、彻底地穿透最后一层卵子细胞膜。ICSI对这层"膜"的突破为男性少精弱精症的治疗带来前所未有的革新。也正是这薄薄一层"膜"的突破，让人类对生殖的掌握更加自如、更加有效率。ICSI技术并不新鲜，它的发展最早可以追溯到1974年在爪蟾动物实验中的应用。随着动物实验技术的不断完善，该技术不断在羊、牛、小鼠、猪等哺乳动物上使用并成功诞生子代。ICSI技术在人类辅助生殖上的应用是在1992年，比利时布鲁塞尔自由大学的医生詹皮耶罗·帕勒莫（Gianpiero D. Palermo）首先使用ICSI技术并使患者成功获得妊娠。临床数据证明，该技术无论在受精率、着床率和可移植胚胎率等方面均优于透明带钻孔（ZD）、透明带切割（PZD）和透明带下受精（SUZI）。

ICSI技术，是使用显微操作将精子注射到卵细胞胞浆内，使卵子受精，体外培养到早期胚胎，再放回母体子宫内发育着床。ICSI技术目前除了应用于男性少精弱精症、无精症（需进行穿刺取精）外，还被应用于卵子透明带异常、第一代试管技术失败和第三代试管婴儿技术上。可以说该项技术极大地拓展了试管婴儿技术的应用范围。

目前ICSI技术不断优化并迅速在全球范围内得到普遍应用。欧洲国家的ICSI应用比例占60%左右，美国很多生殖中心甚至达到80%，中国大陆ICSI应用比例相对较低，但也达到30% ~ 40%。在医学发展过程中，医疗技术也是不断改进、不断更新换代的，同时也有其时代看不到的局限性。我们为什么特别关注ICSI技术的安全性问题呢？这是一个很值得思考和讨论的话题。

首先，从ICSI技术诞生第一例试管婴儿起，不断有大量数据证实，ICSI技术出生的新生儿在早产率、低体重儿出生率、围产期死亡率等方面与IVF技术诞生的婴儿没有差异。那么是不是说，ICSI技术就绝对安全，用在人身上完全没有任何问题呢？还不能！因为ICSI技术出现的时间短，还需要长时间的跟踪随访。其次，ICSI毕竟是一项有创技术，它需要穿透卵子的透明带，破坏卵母细胞膜（存在于卵子和透明带之间，犹如包裹在鸡蛋蛋清上面那层薄薄的膜）。这会不会在操作过程对卵子造成无形的损伤，影响出生后代的身心健康？目前，该方面的研究没有明确的证据，但在动物实验上，我们看到一些不利倾向。最后，ICSI技术选用的精子通常自身质量较差，那么是否会将遗传风险因素传递给下一代，这可能是该技术最严重的安全性问题。2016年，布鲁塞尔大学的一个研究团队发表在《人类生殖》上的文章，加重了人们对ICSI后代安全性的顾虑。该研究共纳入54名年龄在18～22岁的男性作为研究对象，他们都是由于父亲的精子原因而选择ICSI技术出生的。结果显示：与自然妊娠出生的男性相比，ICSI技术出生的男性在精子浓度、精子总数、精子活力等指标上均比自然妊娠出生的低得多。似乎预示着一种魔咒：即使父亲可以通过ICSI技术得到生物学意义的儿子，但儿子想要拥有后代，也必须通过ICSI技术才能实现，也就是说，世代无法有效摆脱对ICSI技术的依赖。

关于ICSI技术子代安全性的影响有很多讨论，也有很多专业的文章发表，这部分内容我们会在随后进行探讨。另外，该技术对胚胎发育的影响、对后代的影响还包括父源性疾病风险、基因转移风险（操作过程被其他微生物污染）、后代患病风险以及表观遗传学风险等，尤其是表观遗传学风险，我们会在随后详加讨论。

前面我们回顾了试管婴儿的第一代技术和第二代技术，它们的应用能够解决精卵体内不能自由结合以及男方因素造成的不孕不育。那么，如果男方或者女方有家族性遗传疾病或基因突变，我们能不能从这些胚胎里筛选出健康的胚胎，淘汰不健康的胚胎呢？这就涉及后面的第三代试管婴儿技术。它能够实现在胚胎层面上的优生优育吗？它能让人类避免所有的遗传性疾病吗？它能不能完全取代目前的产检方式呢？我们在下一章讲述。

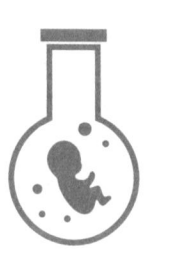

# 第5章 技术的扩张以安全为前提

科学的不朽荣誉，在于它通过对人类心灵的作用，克服了人们在自己面前和在自然界面前的不安全感。

——阿尔伯特·爱因斯坦

试管婴儿技术全球发展迅速，使用周期数也出现急剧增加。从技术角度看，第三代技术不仅能够排除遗传学疾病，而且能够达到优生优育的目的。该技术能够鉴定含有Y染色体的胚胎，筛查出Y染色体遗传性疾病。这种鉴定的准确率比传统的B超要精确，但同时也带来非法性别鉴定的风险。目前，试管婴儿技术的全球化态势不可避免，应用该技术出生的试管婴儿在新生儿人群中的占比也逐渐提高。那么，它真的能代替传统手段，实现胚胎层面的优生优育吗？技术真的安全吗？试管婴儿子代与正常孩子一样吗？带着这几个问题，我们接下来继续讨论。

# — 5.1 —

# 胚胎层面的优生优育

婚前检查除了提高人口质量，减少性病传播外，根本目的还是优生优育——减少遗传性疾病和出生缺陷的发生。除了婚前检查，在怀孕期间孕妇还要进行定期产检，这也是优生优育的重要手段和重要环节。如果在这期间发现胎儿发育异常，如胎儿畸形、21-三体综合征（即小儿唐氏综合征）等，可以采取人工流产的方式终止妊娠。尽管两种措施同时进行，在预防新生儿缺陷，提高人口质量上起到重要的作用，但最新数据显示，每年仍有近100万的新生儿存在出生缺陷，如何更有效地预防出生缺陷，仍是妇幼保健领域的重要议题。

有没有一种检测方法可以结合试管婴儿技术，在胚胎期就鉴定出哪个胚胎携带致病基因，哪个胚胎不携带致病基因？这样，我们只需要将不携带致病基因的胚胎植入子宫内，就能得到健康的后代。随着辅助生殖技术的不断完善，尤其是分子生物学技术与细胞检测技术相结合，在胚胎发育的卵裂球阶段（细胞期）或外滋养层阶段（囊胚期），取一个或几个细胞，通过分子生物学手段鉴定并筛选出不携带致病基因的正常胚胎进行移植，不仅能够提高妊娠率，有效降低流产风险，还能够阻断遗传性疾病的跨代传递。由此便催生了试管婴儿第三代技术——胚胎植入前遗传学检测（PGT）。该技术主要针对具有某种家族性遗传性疾病的患者，可诊断筛选出正常的不携带致病基因的胚胎，从而实现遗传性疾病的跨代阻断。筛查则主要针对胚胎染色体异常，如21-三体综合征、18-三体综合征或染色体大片段缺失等异常胚胎，降低流产率。

举个例子也许会让你对PGT技术的了解更直观。假设在一对夫妇中，男性患有某种家族性遗传疾病（如图5.1中▲箭头所示），他们通过试管婴儿促排、ICSI技术受精、胚胎培养发育到囊胚期阶段，共得到6枚囊胚。通过取囊胚外

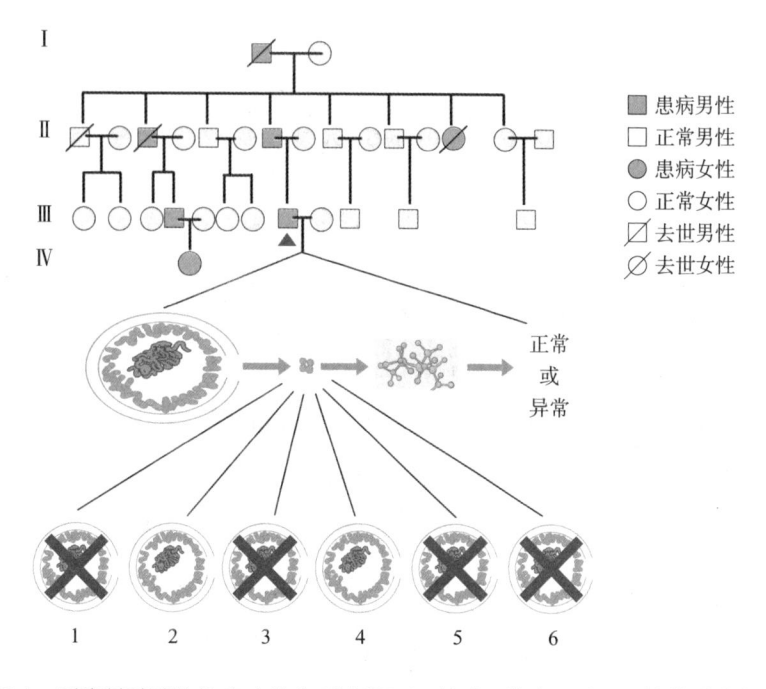

图5.1　对患某种遗传性疾病的家系进行PGT技术，鉴定胚胎是否携带致病基因

滋养层细胞进行分子生物学鉴定，得到的结果是1号、3号、5号和6号胚胎携带致病基因，2号和4号胚胎不携带致病基因。在移植的时候，我们就可以选择2号和4号健康胚胎进行移植，最终患者夫妇就不会将致病基因传递给下一代。第三代试管婴儿技术实现了在胚胎层面进行优生优育的愿望。

那么，第三代技术能实现完全阻断遗传性疾病的愿望吗？答案可能有点令人失望。人类遗传性疾病大致可分为：单基因遗传病、多基因遗传病和染色体异常遗传病三类。单基因疾病，顾名思义，是由单基因造成的。多基因疾病是由多个基因影响，也是遗传病中数量最多的。染色体疾病主要是染色体数目异常或结构异常，例如出现多一条染色体的21-三体综合征（即小儿唐氏综合征），少一条染色体的特纳综合征（即先天性卵巢发育不全）。根据在线人类孟德尔遗传数据库（OMIM）统计，人类单基因疾病数量约7000种，多基因疾病达到几万种。而目前通过第三代技术能够真正实现阻断的遗传性疾病数量非常少，该技术主要还是用于诊断单基因疾病和染色体遗传。另外，基因往往是复杂的，有些疾病除了受多个基因影响，还受到环境因素影响。因此，要想真正通过PGT技术来满足人类优生优育的愿望并不可靠。

那么，是不是我们面对遗传性疾病就束手无策了呢？也未必。在我国，每年有出生缺陷的婴儿达到了100万人，降低遗传病的发病率任重而道远。从生殖中心到产科，从影像学到基因测序，医生们都在努力降低出生缺陷的风险。孕前、产前、新生儿筛查的三级预防体系的建立显得尤为重要。三级预防中，孕前和产前是成本最低、效果突出的关键环节。生殖医生通过对夫妇身体检查、化验检查、影像学检查、生殖内分泌检查、生育力评估、基因检测等手段，有效阻止疾病的跨代传递。例如，A夫妇具有某种遗传性疾病，传递给子代的风险高，甚至可能导致畸形或致残。夫妇双方通过PGT技术实现助孕。那么，采用PGT技术后，夫妇双方就真的可以高枕无忧了吗？并不是。通常，采用PGT技术成功助孕的夫妇，除了常规的孕期检查外，还需要进行某些特殊检查，进行再次确认，以确保万无一失。因此，虽然基因检测技术不断优化、发展，让我们的预防层级提前，也更加科学，但是PGT技术仍然不能完全取代常规检测技术，只能作为常规技术的拓展和补充。

试管婴儿三代技术是按照时间前后顺序出现的，但这三种技术并不是第二代技术比第一代技术先进，第三代技术比第二代技术成功率更高，恰恰相反，随着代次的升高说明患者所患疾病越来越严重。例如，如果仅仅是输卵管阻塞造成的不孕不育，就可以通过第一代技术让精子和卵子相对自由地结合而达到怀孕的目的。但如果男方生精功能异常，精子数量少、活力差、畸形率高，那么就需要第二代技术，让精子和卵子强制结合。如果夫妻双方一方或者双方有遗传性疾病，那么不仅仅需要做第二代，还需要进行第三代技术。因此，并不是代次越高越好。

实际应用中，为什么医生不首选第二代技术呢？

除了上面提到的适应证外，还有以下原因：一是IVF技术相对于ICSI技术更接近自然选择，它也是精子和卵子自己选择的过程，只是将选择的过程从体内转移到了体外。二是ICSI技术并不能保证发育成质量更高的胚胎，进而有更高的临床妊娠率。三是国家对ICSI技术的应用有严格的规定，须严格按照指征要求，不能随便用。四是ICSI技术毕竟需要穿透卵子透明带，属于有创性技术，相对人的一生（70～80年）而言，ICSI技术应用时间尚短，判断其长远影响需要更长时间、更多的数据支持。五是影响孩子健康的因素除了遗传外，还涉及表观遗传学，ICSI体外操作有创、操作流程复杂，影响表观遗传学改变，因此ICSI技术的应用应慎重。

总的来说，技术的应用不是奥林匹克精神，更高、更快、更强，它有自身的适应证和应用原则，一般来说，如果可以采用IVF技术，则不会选择ICSI技术，毕竟自然的才是最好的。除了国家规定外，ICSI技术的谨慎应用也是对患者、对子代负责任的表现。

# — 5.2 —

## 技术是把双刃剑

新技术的出现开阔了人类战胜疾病的视野。但新技术的出现又让某些人意识到，它不仅可用来检测疾病，还能够有"意想不到"的收获。技术本身无善恶，善恶取决于人类自身。PGT技术的出现能够给遗传性疾病患者提供生育健康宝宝的机会，并有效进行致病基因的阻断。然而有些人动起了歪心思，既然可以从胚胎层面测得基因，那么挑选哪个胚胎含Y染色体，哪个胚胎不含Y染色体岂不是轻而易举。因此，有些试管婴儿业务就打起了性别鉴定的"插边球"。在咱们国家，必须是遗传性疾病患者并确定遗传方式，只有生男孩（或女孩）才能够避免跨代遗传的，方能采用PGT技术。国家对此有严格的明文要求。下面我们简单谈一下关于试管婴儿的性别选择。

近年来，随着辅助生殖技术逐渐成熟，在胚胎期或者囊胚期取一个或几个细胞进行鉴定，看看哪个胚胎含有XX染色体（女孩），哪个胚胎含有XY染色体（男孩）并不是一件难事。因此有些患者产生了特殊的想法：既然已经做了试管，顺便挑选出含XY染色体的多好。或者干脆移植一个含XX染色体的和一个含XY染色体的两枚胚胎，反正要遭一次罪，何不生一对龙凤胎？那么，这种想法能不能通过辅助生殖来实现呢？能否如愿以偿地生龙凤胎呢？我们分开来讲。

第一个问题关于性别选择，答案是肯定的，从技术上肯定能够实现。通过第三代试管婴儿技术，很容易完成。但第三代技术的主要目的不是用来进行性别选择，而是针对一些具有先天性遗传疾病的患者，尤其是对致死、致畸、致残的严重疾病进行有效的阻断，从而生出健康的宝宝。因此，除了患有遗传性疾病的夫妇外，该技术不能应用于一般不孕不育夫妇。

第二个问题是能否生一对龙凤胎。答案是不确定。假设移植的两枚胚胎恰巧是一个男孩一个女孩，但由于胚胎自身质量、子宫因素、内分泌因素等，并不能保证两个胚胎都着床；即使着床，由于母体因素，也存在多胎妊娠的风险，后期是否能够顺利生产，得偿所愿，存在变数。因此，所谓保证可以怀龙凤胎的机构，并不靠谱。

既然技术上可以实现，那非要选择性别鉴定是否可以呢？答案是否定的。国家有严格规定，禁止一切非医疗的性别选择行为。可见这是违法行为，触碰到法律底线了。

最后，IVF实验室人员在移植的时候是否知道胚胎是男是女呢？答案也是否定的。实验室人员移植胚胎主要依据胚胎发育情况而定，是经过一系列的系统评分，选择最具有潜能的胚胎进行移植。因此，试图向实验室人员询问移植的到底是男孩还是女孩，只是徒劳。

# — 5.3 —

# 技术最重要的是安全性

医学上的安全性评估通常指，在临床上，用药物的最小有效量和最小中毒量之差表示药物的安全性。除此之外，医学不同细分专业还有很多关于安全性的评估指标，如药物研发、临床检验实验室生物安全等。关于辅助生殖技术安全性的评估也有不同的评估体系和评估标准，它们是根据不同时间节点以及夫妇双方、子代以及子代成长过程中的一些指标来进行评定的。早期的如妊娠期风险、产妇及新生儿风险，以及后来的子代风险。近些年来，越来越多的研究开始关注试管婴儿子代的终身健康，如学业表现、智力发育、精神健康等。下面我们重点讨论大家最关心的两个话题：一个是想通过试管婴儿技术实现一次生下双胞胎的"一箭双雕"计划；另一个是试管婴儿到底是否健康的问题，尤其是长期的随访观察结果。

通过试管婴儿技术出生的双胞胎比率一直居高不下，除了临床因素外（维持一定的高妊娠率），还因为存在"一箭双雕"想法的患者所占比例不低。双胎甚至多胎比率高是试管婴儿最常见的并发症，产生多胎是该技术发展的必然结果。一方面，为了提高单次移植的妊娠率，很多生殖中心采取移植2~3枚甚至更多枚胚胎，人为造成着床胚胎数目增加；另一方面，是生殖中心为了维持一定妊娠率数据而采取的举措，毕竟较低的妊娠率无论对医生群体、实验室人员，甚至是医院都会产生巨大压力。双胞胎母亲的并发症有很多，包括早产、贫血、妊娠高血压等，但似乎患者及患者家属在巨大怀孕喜悦的冲击下，忘记了临床医生关于双胞胎妊娠风险的解释。同时，患者及患者家属认为，双胞胎能少进一次产房，一次生两娃，多幸运！很少考虑风险成分，即使考虑也存在侥幸心理，认为不会发生在自己身上。近些年来，技术的完善和发展成熟也导致多胎率居高不下。例如，虽然随着培养技术水平提高明显，胚胎的质量得到提高，尤其是囊胚期移植的胚胎周期数占比不断增加，但生殖中心依然采用移植2～3枚的"老策略"，无形中推动了双胎/多胎率的升高。

某些患者自己的要求也是促使双胎率居高不下的原因之一。关于这个问题大家可能会很疑惑，难道患者自己可以要求移植几枚就移植几枚胚胎吗？并不是！现实中有很多患者的胚胎和身体条件非常好，可行单胚胎移植。但患者有时会用各种理由要求甚至央求医生移植两枚胚胎。患者也可能有两方面考虑，一方面多移植一枚胚胎，会提高成功率；另一方面则是希望两枚胚胎都着床，生一对双胞胎，甚至龙凤胎。除此之外，很多患者虽然只移植了一枚胚胎，但由于胚胎卵裂因素，使得一枚胚胎发育成两个或三个婴儿，这就是我们常说的同卵双胎或三胎。按照临床指南要求，医生会建议患者减掉一枚或两枚胚胎。但有的患者舍不得减胎。因此，双胎/多胎率的出现是各种因素综合作用的结果。有时，人们还会用极端的个别案例把医学推到神圣的地位，这种做法和想法是非常危险的。

关于多胎妊娠的风险，医生可能也有自身的责任。例如医生面对患者时的说辞通常书本化：双胎妊娠、多胎妊娠都属于高危妊娠的范畴，容易发生许多产科并发症，对母亲和孩子都有很大的风险；在生产的时候，多胎妊娠易发生高血压、贫血、胎膜早破、早产、产后大出血等并发症；对胎儿来说，还容易出现双胎发育不平衡、双胎合并一胎畸形、双胎中一胎为无心胎儿、一胎或双胎宫内死亡；等等。不要说患者和家属了，就是专业医生听完这些也会觉得照本宣科，并没有从根本上说服患者夫妇和亲属。患者就医时就抱着美好的愿景，再加上上天给了他们"一箭双雕"的机会，其内心正处于兴奋状态，尤其是采用试管婴儿技术怀孕的夫妇，能怀孕简直是万幸，更容易把医生的风险提示当耳旁风。作为实验室从业人员，我们真心希望在移植胚胎数目上，实验室人员与临床医生能更好地沟通，并达成一致。最后，希望所有医疗技术常规都能落实在制度和规范上；全国生殖领域的专家共识也应该明确什么情况下移植一枚胚胎，什么情况下移植两枚胚胎，并且保证每家生殖中心严格执行，而不是出现模棱两可的词汇。

### ◇ 试管婴儿的全球发展态势

随着试管婴儿技术的出现，世界各国陆续出生本国第一例试管婴儿。如1980年，澳大利亚首个试管婴儿诞生；1981年，美国首个试管婴儿诞生；1983年，新加坡首个试管婴儿诞生。值得一提的是，1988年，我国首个试管婴儿在北京大学第三医院诞生，标志着中国成功掌握了该技术。此后，试管婴儿技术不断发展，并被更多国家和地区掌握，出生的试管婴儿数量也成指数级别增加。截至2018年7月，全球已经有超过800万试管婴儿出生。1991～2004年的13年间，试管婴儿周期数约200万个，每年出生人数达到50万人。2018年，中国大陆试管婴儿每年周期数已经达到80万周期数，每年有20多万新生儿出生。在欧洲，西班牙每年有近12万治疗周期数，俄罗斯有11万治疗周期数，德国有近10万治疗周期数，法国有9万治疗周期数。可以毫不夸张地说，试管婴儿技术已经横扫整个欧洲，尤其是低生育率的发达国家。最可能的原因是这些国家的人群生育年龄偏大，试管婴儿技术的接受度也较高。2015年欧洲人类生殖及胚胎学会（ESHRE）统计IVF、ICSI和供卵周期数达到80万治疗周期（不包括英国每年的6万周期数），并有157,449名试管宝宝降生。另外，在授精方式上，到底使用第一代的IVF技术更多，还是第二代的ICSI技术更多？数据显示，欧洲国家并没有像他们在转基因食品上那么保守，他们更倾向于ICSI技术。他们认为ICSI有更高的受精率和可移植的胚胎率，并且目前的临床数据并没有显示ICSI比IVF风险更高。

除此之外，还有几项关键指标值得关注。

① 每个移植周期的妊娠率稳定在36%左右，并且IVF和ICSI两种授精方式的妊娠率接近。因此，采用哪一代技术并不是成功妊娠的关键。

② 第5天的囊胚比第3天的细胞期胚胎的妊娠率要高。这方面是与培养技术和培养条件密切相关的。体现在培养条件的改善（温度、湿度、压力更稳定，培养设备更精确）和培养基技术优化上，当然还有胚胎学家技术水平的提高。

③ 供卵的妊娠率在提高，大约在50%。

④ 双胎率持续下降，大约在14%，单胚胎移植率也从1995年的11%提高到2015年的38%。中国的双胎率一度接近25%，但随着单囊胚移植技术的应用以及专家共识的达成，目前的双胎率与其他国家持平。

# — 5.4 —

# 子代是否与常人不同

试管婴儿长期随访是关乎子代健康的重中之重，更是判断该技术到底是造福于人类还是危害人类的关键所在。关于试管婴儿子代健康的有关问题的研究很多，从体外操作胚胎的早期表观遗传学问题，到围产期问题、新生儿缺陷，再到儿童身体发育、精神健康、认知水平等。全世界各个国家和地区，甚至各个生殖中心都在统计各自的数据，每年发表的SCI文章也不少。这里无法把关于子代安全性的所有问题都一一列举出来，并引用大量参考文献加以证明。一是数据量太大根本做不过来；二是目前的数据主要集中在各个中心的短期随访，缺乏长期跟踪。相比而言，丹麦、瑞典、挪威、芬兰四个国家的数据完整、追踪时间长、连续性好。因此，我们把他们关于试管婴儿长期追踪的研究和大家分享。此外，他们从国家层面推动定期随访工作，细致而到位，各项资料保存完整，患者依从性也好，值得我们学习。

首先，在学习方面，丹麦一项全国性基于登记的队列研究比较了冷冻复苏胚胎与新鲜胚胎移植出生的15～16岁青少年的学业表现。时间跨度从1995年到2001年，共纳入6495名青少年，其中新鲜周期出生的孩子6072名，冷冻复苏周期出生的孩子423名，比较两组测试分数，如丹麦语、数学、英语、物理和化学。结果发现两组间在学习表现上并没有显著差异。因此，该研究得出的结论是：冷冻复苏胚胎与新鲜胚胎移植出生的15～16岁青少年在学业表现上相近。由于这项研究样本量较少，因此说服力稍显欠缺。

其次，在认知方面，将丹麦、芬兰、挪威和瑞典四个国家的90201名试管婴儿出生的孩子和482552名自然受孕出生的孩子进行对比分析，研究其在认知障碍上是否不同。结果显示，试管婴儿出生的孩子与自然受孕出生的孩子相比，在认知障碍上并不存在统计学差异。换句话说，试管婴儿技术并没有给孩子带来重大认知障碍方面的问题。同样是在学业方面，又进行了全国范围内的数据统计，对比了试管婴儿出生的孩子与自然受孕出生的孩子的9年级（初三）成绩。结果显示，试管婴儿出生的单胎孩子的学习成绩似乎要比自然受孕出生的孩子的学习成绩低一点，但这种差异很小，并不具有临床相关性。另一项研究则是将IVF和ICSI出生的孩子在3岁、5岁、7岁和11岁时对其语言能力进行评估，结果发现试管婴儿出生的孩子在3岁和5岁阶段的语言能力比正常出生的孩子突出很多。研究者认为出现这种情况的原因是家庭环境和社会资源对孩子语言能力具有关键作用，并不是技术本身引起的差异。因此，在语言能力方面，两类孩子具有一样的语言能力。

近期，来自欧洲十几个国家的科研人员开展了针对试管婴儿受孕后代心血管和代谢结果的大规模、长随访时间的研究。其数据从1991年起跟踪母亲及其后代。此研究对纳入的14项多队列、35000多名后代的结果进行了荟萃分析。主要研究心脏和代谢相关指标，如收缩压、舒张压、心率、总胆固醇、高密度脂蛋白胆固醇、低密度脂蛋白胆固醇、TG（甲状腺蛋白）、葡萄糖、胰岛素和糖化血红蛋白等指标。同时，调整母亲年龄、胎次、教育程度、吸烟、体重指数、种族以及后代性别和年龄以减小误差。研究结果发现，自然受孕的后代和使用辅助生殖技术受孕的后代在血压、心率、血脂和葡萄糖测量方面没有显著差异。这说明，通过试管婴儿出生的后代与自然妊娠分娩出生的后代，其心脏和代谢等指标没有不同。

北欧四国，尤其是丹麦，他们的研究团队进行了全国范围内甚至是多个国家（如北欧四国）的试管婴儿人群随访。不仅随访频率高、时间跨度长，而且覆盖人群量大，数据可靠性高。从试管婴儿的长期随访来看，尤其在学习表现、认知上，试管婴儿与自然受孕出生的孩子没有任何差别。这也给试管婴儿技术的从业人员吃了一颗定心丸，为该技术继续服务于社会大众提供了理论依据。可以肯定的是，试管婴儿技术将继续服务人类，实现更多的"宝贝计划"。

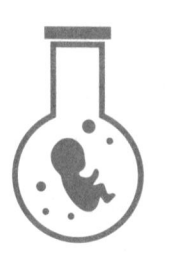

# 专题　生殖领域的华人骄傲

科学的灵感，绝不是坐等可以等来的。如果说，科学上的发现有什么偶然的机遇，那么这种"偶然的机遇"只能给那些学有素养的人，给那些善于独立思考的人，给那些具有锲而不舍精神的人，而不会给懒汉。

——华罗庚（1910—1985）

## —— 1 ——

## 张明觉——试管婴儿的"先驱"

张明觉于20世纪50、60年代在生殖领域所做的突出贡献，现在大家谈及得已经很少了。但毫不夸张地说，没有张明觉的工作，试管婴儿技术的出现可能还会晚十几年甚至更长时间。

张明觉1908年出生于山西吕梁，美籍华人生殖生物学家、育种学家，甾体避孕药的创始人之一，1933年毕业于清华大学心理学系，1938年远赴英国求学，先是去了爱丁堡大学学习，转而到剑桥大学菲茨威廉学院主攻动物育种和体外受精，并于1941年获得博士学位。1945年到美国乌斯特实验生物学研究所（Worcester Foundation for Experimental Biology）任研究员。

张明觉博士早年从事精液的冷冻保存和家畜的人工授精相关研究。20世纪50年代初，他和格雷戈里·平卡斯合作，共同发明了以甾体激素为基础的女用口服避孕药，该研究在女性避孕药史上具有划时代意义，直到今日仍为全世界女性使用。1950年，他成功移植了受精卵，提出卵子年龄和子宫内膜发育必须"同步化"的概念。换句话说，"种子"的种植一定要与"土壤"同步。1951年，张明觉率先提出精子获能理论，这在体外受精领域是相当重要的概念。假设精子不能在体外获能，它就不能穿透颗粒细胞、透明带，进入卵母细胞，体外受精更是无从谈起。1959年，张明觉在《自然》杂志上发表兔子体外受精研究成果，并在随后其他哺乳动物中得到验证，证明体外受精技术的可操作性，将理论可行性在实践中进行了验证。但是令人遗憾的是，他没有在人类体外受精上实现进一步的突破，距离王冠上的明珠仅一步之遥。这也是为什么张明觉博士被称为试管婴儿的"先驱"，而非"试管婴儿之父"的原因。

罗伯特·爱德华兹（试管婴儿之父）和他的合作者斯特普托在回忆完成世界上首例试管婴儿实验的艰辛过程时，曾数次提到张明觉的名字。当时，他们在进行人类体外受精实验时，无论是理论还是技术的积累都很少，并且经历了数百次实验的失败。就在大家一筹莫展之际，爱德华兹读到了张明觉的研究论文，得到莫大的启发，推而至人类体外受精技术的发明。当路易丝·布朗（世界上第一例试管婴儿）出世时，有报道将她称为"张明觉的女儿"。可见，张明觉的研究工作为试管婴儿技术的出现提供了重要的理论和实践基础，其优秀的前期工作为随后罗伯特·爱德华兹和斯特普托的工作指明了道路，最终打开了人类通往体外受精的大门。

张明觉在生殖领域的主要贡献有以下几个方面。

一是女性甾体避孕药的发明。怀孕这事，第一次由女人自己做主到底要不要怀孕。人类的房事问题一直是男性谈论的重要话题之一，尤其是在激素分泌旺盛的青春期。男性只要把精液输送到女性的生殖道内即完成了繁衍任务。而女性在此之前通常只能被动接受，不能选择到底要不要怀孕、什么时机怀孕。

为了避孕，人们尝试了各种方法。最早记载的避孕方式非常奇特，如让女性性交后剧烈运动或者半夜推转磨盘，目的是把精子人为地排出体外。世界上最早的安全套据说还陈列在大英博物馆内，这种避孕"道具"由动物肠衣制成，距今约有350年。大约4000年前，古埃及人学会用石榴子和蜡制成的锥形物进行避孕，原理是石榴子带有天然雌激素，这种混合物可以跟避孕药一样抑制排卵，这让现代人见识了古埃及人的智慧，令人折服。这种自制的避孕"药物"虽然不像现在的药片那么有效，但是或多或少能够起到一定的作用。在遥远的美洲大陆，喜欢吃玉米的墨西哥女性也是通过植物来达到避孕目的。她们食用的植物的根含有高浓度的甾体皂苷。这一重大发现随之成为现代避孕药发展史上的一个里程碑。当今，我们仍然用去氧孕烯作为口服强效避孕药，它具有显著的抑制排卵作用。美国宾夕法尼亚州立大学的拉塞尔·马克从一种墨西哥野生山芋植物中提取甾体类化合物，人工合成黄体酮，大大降低了生产成本。

格雷戈里·平卡斯被认为是口服避孕药研究的先驱，他与张明觉来自同一研究所，被认为是真正的"避孕药之父"。哈佛大学的妇科学家约翰·洛克团队，将雌激素和孕激素这两种性激素按照一定配比制成安全有效的小剂量药片，在海地和美国波多黎各进行临床试验。最终的实验结果令人振奋，除了证明其安全性外，甚至取得了百分之百的避孕作用，实验过程中未发生一例临床妊娠案例。这种神奇的激素避孕药丸产生了很好的避孕效果，难得的是实验过程中没有发现不良反应。该研究让口服避孕药真正在女性中广泛使用，对20世纪末妇女解放运动的产生起到了重要推动作用。人们希望通过它来缓解意外怀孕带来的压力，加强婚姻关系。1999年，《经济学人》将避孕药评为20世纪最重要的科学进步之一。避孕药带来了机遇，让性行为与生殖行为分开，女性不再被动，获得更多自由和解放。避孕药对大学和研究生院的女生而言，在减少由于怀孕而辍学或拒绝怀孕女性申请入学方面发挥了巨大作用。毫不夸张地说，避孕药的出现让女性在爱情和生育自由上获得了更多的支配权。

张明觉的第二个主要贡献是张-奥斯汀理论，也就是精子获能理论，这让精子体外受精成为可能。精子体外获能的概念是什么呢？当精液通过性交方式进入女性阴道内，会在体液和精液共同作用下促使精液液化并释放出具有动能的精子；释放出的精子再经宫颈管、子宫腔及输卵管腔，等待与卵子相遇；精子头部顶体表面的糖蛋白被生殖道分泌物中的淀粉酶降解，同时顶体膜结构中的胆固醇与卵磷脂比例和膜电位发生变化，降低顶体膜稳定性。这个过程使精子具有真正的受精能力，也就是精子获能。听起来很复杂，简单归结起来就是"让精子飞出来"。该理论的发现不仅对精卵结合的秘密深入剖析，更为动物体外受精的提出打下坚实的理论基础。随后，张明觉对精子获能进行了全面系统的研究，如精子获能部位、甾体激素对精子获能的影响、精子去获能和再获能的理论等。1951年，他发现"精子获能"的生理现象，同年澳大利亚学者奥斯汀博士也在实验中发现相同现象。国际生理学界把二人的研究成果命名为"张-奥斯汀理论"。全世界的科研界能够以学者命名的理论非常少，能够命名是对学者莫大的荣誉，可见张明觉在该领域的贡献得到了世人的认可。"张-奥斯汀理论"解开了精卵受精之谜，为哺乳类精子和卵子体外受精成功奠定了理论基础。除此之外，在精子冷冻中冷打击对精子的影响方面，张明觉也有重要贡献。

1945年至1950年，张明觉在研究兔子体外受精过程中虽不断尝试，但都以失败而告终。传统观点认为，雌性排出的卵子首先停留在输卵管壶腹部等待精子的到来。现实情况却是，精子排出后经过雌性生殖道，再经过一系列生理生化变化后在壶腹部等待卵子。张明觉设计的实验发现，精子必须在雌性排卵前

6小时的时间内进入雌性生殖道才能完成精卵结合。换句话说，就是精子必须经过这6小时的历程才具有受精能力。1964年发表在《动物科学杂志》（*Journal of Animal Science*）上的关于"金黄仓鼠体外受精"的文章首次揭示了动物精子可以完全离开雌性生殖道，在体外培养基中进行培养即可完成受精，从而使体外受精技术迈出了实质性的一步。

张明觉的第三项重要工作是哺乳动物体外受精研究——为人类试管婴儿的成功扫清最后障碍。1935年，格雷戈里·平卡斯就声称，通过兔卵子的体外受精，成功地实现了哺乳动物的出生。由于当时没有人，包括张明觉也未能重复这一壮举，人们对这一研究的真实性产生了怀疑。后来在1959年，张明觉在体外用一只黑兔的精子使一只黑兔的卵子受精，然后把它们转移到一只白兔身上，并产下一窝小黑兔。证明了体外受精是行得通的。在随后的几年里，张明觉和他的同事进一步研究，确定实施成功的体外受精的必要条件，并对其他哺乳动物（如仓鼠、小鼠和大鼠）进行了该项技术。随着该技术的不断完善，后来的人类体外受精与胚胎移植技术的突破，看起来也只是时间问题。

— 2 —

## 童第周和"童鱼"

"一定要争气。我并不比别人笨。别人能办到的事，我经过努力，一定也能办到"，还记得这句话吗？多么掷地有声！这是摘自"80后"小学课本一篇文章里的一句话，题目叫《一定要争气》。课文里的主人公叫童第周，我国著名的生物学家，出生在浙江鄞县（现宁波市鄞州区）。因为家里贫穷，童第周读书较晚，但他不畏艰难、迎难而上，最终取得优异成绩，并出国留学深造，回国后报效祖国。童第周留学期间，由于当时中国国力羸弱，受到外国人的轻视，他暗下决心要为国争光。通过不懈努力，童第周赢得了外国人的尊重，他把一项导师做了很多年都没有成功的实验完美完成，震动了欧洲的生物学界。

童第周最具代表性的研究就是体细胞核移植技术。2012年，英国科学家约翰·伯特兰·格登（John Bertrand Gurdon，1933—）采用非洲爪蟾卵母细胞进行体细胞核移植，并产生很多小爪蟾，证明了体细胞细胞核的全能性。他也因此获得诺贝尔奖，并再次将该技术拉回大众视野。该成果完成于20世纪60年代，最大的贡献是打破了生物界的认知。生物学家普遍认为：人体干细胞在体内一旦产生，其命运是单向通道，就是不断通过分裂、变形，从全能状态发展成具有具体功能的成熟细胞。例如，人类造血干细胞不断发育成成熟的红细胞，完成它的生物学功能。除此之外，人体中还存在肝干细胞、皮肤表皮干细胞、神经干细胞、肠上皮干细胞等。它们曾经都被认为是单向的、生长过程不可逆转，自身的使命就是根据需要，通过一系列的基因表达调控，发展成成熟的功能细胞。但它们的命运真的是不可逆的吗？这些成熟的功能细胞是否能够回到干细胞的初始状态，再次具有全能性呢？当时科学界的认知是：不可能！直到格登用巧妙的实验为我们证明，干细胞不但具备发育成各类成熟细胞的潜能；成熟的专门的细胞还可以重新编程，成为未成熟的细胞，进而发育成机体的所有组织。这彻底改变了人类对细胞的认识，并将生物学的列车开进了重编程时代。

如果说，格登的成果的影响还局限于发育生物学界，尚未进入大众视野。那么1997年，克隆羊多莉的出生震动的就不仅仅是科学界，更是进入了许多国家和地区的媒体头条，让普通大众也开始畅想着，用自己的细胞"复制"出另一个"自己"。克隆羊多莉采用的技术叫体细胞核移植，由苏格兰科学家伊恩·维尔穆特（Ian Wilmut, 1944—）完成。这再次证明了细胞核中的基因组具有指导发育成独立个体的潜质，证明细胞核具有全能性。

我们把时间调回到1973年，童第周将从鲫鱼卵巢的成熟卵细胞质中提取的RNA（通常我们认为调控遗传发育的是DNA），人为注射进金鱼的受精卵中。他惊奇地发现，发育成长的幼鱼，由双尾的金鱼形状变成单尾的鲫鱼形状。1976年，童第周与美籍华裔科学家牛满江合作，首次完成鱼类的细胞核移植，研究证明鲫鱼和鲤鱼的RNAs能够对金鱼的尾鳍产生影响。童第周的实验可以简述为核酸诱导实验：首先，将鲫鱼卵的核酸提取出来，注射到金鱼受精卵的细胞质中；然后，观察鲫鱼卵中的核酸是否会对金鱼受精卵的发育产生影响；最后，观察金鱼受精卵长成成鱼时性状是否会发生变化。结果发现，长大后的金鱼表现出了鲫鱼的尾鳍性状，这说明鲫鱼卵中的核酸起到重要作用。该研究成果有力地证明了生物遗传性状是细胞核和细胞质相互作用的结果，开创了人类按照需要而进行人工培养新物种的先河，极大地开拓了发育生物学和分子遗传学的认知。童第周也因此开创了中国克隆技术的先河，被誉为"中国克隆之父"。这更加说明了中国科学家在体细胞克隆领域的研究处于世界前列，比克隆羊多莉早了20年。但由于相关论文是发表在一本中文学术期刊上，且没有以英文的形式发表，所以并不为国际同行所知晓。

后来，国际生物学界用培育者的名字命名这条鱼——"童鱼"。该研究证明决定生物遗传性状的不仅仅是细胞核，细胞质也起着重要的作用。此后一段时间里，童第周先后采用不同物种、亲缘关系更远的实验对象进行研究，从而更有力地证实了他的设想。童第周长期以来一直从事细胞和发育生物学方面的研究，并开创了异种核移植的先河。

1977年，童第周先后出任中国科学院动物研究所细胞遗传学研究室主任、副所长、所长，1978年任中国科学院副院长。"我们的事业需要的是手，而不是嘴"，这是童第周的至理名言，也是他老人家一生的真实写照。

1979年3月30日，童第周先生逝世，他的名字和科研成果将永远被后来的发育生物学从业者所铭记。

# —— 3 ——
# 克隆猴与人工染色体

多莉是一只通过现代工程创造出来的绵羊，也是世界上第一个细胞核移植技术将哺乳动物的成年体细胞培育出来的新个体。此后，各类哺乳动物相继被克隆出来，包括猪、马、牛、猫、狗甚至骆驼。但与人类相近的灵长类动物猕猴的体细胞克隆一直是没有解决的难题。2018年国际生物学顶级杂志《细胞》在其封面上报道了世界首例体细胞克隆猴的研究成果。可喜的是该成果来自中国科学院，两只可爱的克隆猴也有着充满中国特色的名字"中中"和"华华"。它们的出生使体细胞克隆领域再次成为热点，这是中国科学家在发育生物学领域的又一重要贡献。

灵长类动物的克隆是体细胞核移植"王冠上的明珠"。克隆猴"中中"和"华华"的克隆原理简单来说：首先，提取流产雌性猕猴的体细胞细胞核，注入去核卵母细胞中；然后，体外发育成胚胎并移植到第三方雌性猕猴子宫；最后诞生克隆猴。克隆猴技术的成果，意味着中国率先建立起可有效模拟人类疾病的动物模型，标志着人类医学技术又向前迈进了一大步。

为什么体细胞克隆猴技术被称为核移植"王冠上的明珠"呢？这是因为克隆猴技术难点有三：一是卵母细胞去核。卵母细胞去核的过程，除了枯燥外，更需要操作者动作精巧细致、熟练果断。二是卵母细胞激活。将体细胞核导入去核卵母细胞中，如何启动细胞核发育是关键。三是胚胎发育。重新组合的受精卵如何进一步发育成胚胎并成功妊娠，诞生鲜活个体，这是体细胞克隆猴技术的最后一步，也是成功与否的关键。经过五年的不懈努力，中国团队完成了克隆猴这一世界壮举。更令人振奋的是，该团队继"中中"和"华华"之后，又利用CRISPR/Cas9技术（第三代基因编辑技术），成功构建了世界上首批核心节律基因BMAL1敲除的五只猕猴模型。该猴模型存在昼夜节律紊乱，并表现出类似精神分裂的症状，为临床研究提供重要的动物模型。

在"人造生命"领域，中国科学家同样做出突出贡献——人工合成染色体。还记得高中生物课本上的人工合成牛胰岛素吗？它是1965年世界上首次由中国科学家完成的。虽然由于各种原因与诺贝尔奖失之交臂，但该成果预示着人工合成生命的开端。

人工染色体的合成是中国科学家团队继人口合成牛胰岛素后，在人工合成领域的又一大创举。2018年，中国科学家团队完成了人工创建具有完整功能的单细胞真核生物酿酒酵母天然的十六条染色体，为生物进化、生命本质的研究拓展了新的方向。人工染色体有很多重要的应用前景，如成为转基因载体、修正细胞代谢缺陷、染色体疾病、流产等。对于人类生殖而言，可以设想一下：如果在体外胚胎阶段，将人体中的46条染色体再添加一条，它会伴随形成人体体细胞，并在征得个人同意的情况下，在人足够老的时候进行开启，进而维持人体健康状态，使延长寿命成为可能。通过结合辅助生殖技术，人工染色体技术给人以巨大的想象空间。发育生物学领域，从来不缺乏华人生物学家的身影，从人工合成牛胰岛素、精子获能、体细胞克隆鱼，到最近的克隆猴、人工合成染色体等，无不倾注着华人科学家的心血。

改革开放以来，我国的科学研究经历了从模仿、跟随到个别领域并跑，甚至是领先的过程。目前的中国科学研究水平，尤其是生命科学领域，已大大超越初期的模仿阶段。各个领域的创新性成果不断涌现。每年中国科学家在CNS（*Cell*、*Nature*、*Science*）全世界顶级杂志上发表文章的数量呈现不断增长的态势，再次证明了中国生命科学领域取得可喜的成绩。21世纪被认为是生物学的世纪，尤其是发育生物学的发展令人瞩目。除了上述研究外，干细胞，尤其是胚胎干细胞和诱导性多能干细胞将会迈出革命性的一步。中国在此方面的研究也由基础研究向临床转化，治疗阿尔茨海默病和神经退行性疾病已进入临床试验阶段。

第三部分

# 在争议中前行

听书，扫一扫

# 第6章　基因编辑

> 但我不要舒适。我要神，我要诗，我要真实的危险，我要自由，我要善良，我要罪孽。
>
> ——阿道司·伦纳德·赫胥黎（Aldous Leonard Huxley，1894—1963）

如果说藏在人体每一个细胞中的遗传信息是一部天书的话，那么里面的DNA就是组成这部天书的基本文字。文字是由一个个字母或笔画等符号组成的，而组成DNA的符号就是由A、T、C、G四种碱基错综复杂地排列形成功能的基因。它们是组成生命的符号，随意更改会造成一些难以预料的后果，尤其是在我们人类还没有完全准备好的情况下。

# — 6.1 —

## 神奇的基因"魔剪"

　　21世纪，突然间出现的大数据和云计算等信息科技领域的专有名词被普通大众所熟知。虽然对它们的具体概念和应用不甚了解，但大家都明白这样一个道理——信息是一种真实的资源。拥有信息很重要，每个人都拥有海量信息，但更重要的是如何掌控和有效利用这些信息。这也是为什么国内外大型公司在存储和云计算领域抢占信息储存先机的原因了。对于个人而言，存储在人体细胞中的DNA、RNA和蛋白质，甚至包括一些表观遗产学标志，都是我们拥有的生命信息资源。如何掌管和有效利用这些信息，让它们为人类和自身健康服务呢？

　　随着二代测序技术的出现，个人仅需花费几百美元就可以拥有一套自身DNA的完整信息，信息的解读对人体具有重大意义。如测序结果显示个人是否携带某些疾病的易感基因，它们是否来源于父母，是否会遗传给下一代以及遗传概率是多少，等等。测序技术的出现让人类遗传信息数据化。对于这种现象，一部分人持乐观态度，从中预见人类精准治疗的黄金时代；而另外一部分人则认为人类进入了前所未有的"失控年代"，从《纽约客》（*The New Yorker*）上发表的人类沦为街头乞丐，向周围行走的人工智能进行"乞讨"的图片，就能够看出科技发展带给人类的担忧。

　　无论是乐观主义者还是悲观主义者，对各类先进技术在生殖领域应用前景的判断都是基于现存社会制度、伦理以及技术本身。最终发展是向有利的方向还是向不利的方向，我们暂时还无法确定。但未来有一件事是可以确定的，那就是这些科技给人类生殖带来的诸多不稳定因素最终只能通过制定行业相关政策、达成新共识来寻找新的解决方案，过程中还会经历再出现、再协商、再解决的循环式讨论。

基因编辑的发展最早可以追溯到20世纪80年代，类似于试管婴儿经历的代次更迭，基因编辑也是如此。锌指核酸内切酶（ZFN）是基于DNA序列识别的锌指结构发展起来的，称为第一代基因编辑技术。随后，在锌指核酸内切酶（ZFN）基础上发展起来的转录激活因子样效应物核酸酶（TALENs）基因编辑技术，称为第二代基因编辑技术。而近几年风靡全球的第三代"基因组定点编辑技术"（CRISPR/Cas9）是继锌指核酸内切酶（ZFN）、转录激活因子样效应物核酸酶（TALENs）之后出现的技术。CRISPR/Cas9技术被认为能够在活细胞中最有效、最便捷地"编辑"任何基因。其成本低、制作简便、快捷高效的优点，让它迅速风靡于世界各地的实验室，成为科研、医疗等领域的有效工具。现在，人们讨论最多的基因编辑技术通常指的就是CRISPR/Cas9技术。由于该技术功能强大，犹如魔剪一般，能将基因组中突变的位点进行定点敲除和导入，因此，将其应用到疾病领域尤其是基因引起的遗传性疾病，具有广阔的前景。虽然该技术具有很多优点，但也存在不足之处，尤其是脱靶效应，然而这丝毫没有阻挡到科学家的热情。该技术距离临床应用还有很长一段路要走，在未能保证技术绝对安全的前提下，在任何领域内使用该技术，尤其是在关乎子孙万代福祉的生殖领域使用，应更加谨慎。基因编辑在生殖领域的作用和前景显而易见，例如夫妇单方或双方患有遗传性（单基因）疾病，可以在胚胎早期进行特定基因的敲除和置换，从而阻断遗传病的传递。这比PGT技术更令人神往，更令人兴奋。这好比有一篮子水果，PGT只能从中挑选出好水果，扔掉不好的；而基因编辑技术可以"点石成金"，将篮子中的坏水果进行处理，变成好水果。

2015年4月中国学者在《蛋白质与细胞》杂志发表了全球第一篇有关利用CRISPR/Cas9技术编辑人类胚胎基因的报告。该团队与当地一家生殖中心合作，采用实验室废弃的3PN胚胎（含有3个原核的胚胎，正常胚胎含有2个原核即2PN），修改3PN胚胎的$\beta$球蛋白基因，目的是从胚胎层面纠正并彻底治疗珠蛋白生成障碍性贫血。中国南方儿童中珠蛋白生成障碍性贫血是常见的遗传病，它是由于红细胞内的血红蛋白数量和质量的异常，造成红细胞寿命缩短的一种先天性贫血。该研究中的实验材料虽然是废弃的人类胚胎，但还是引起全世界科学家一片哗然，毕竟这是首次将该技术应用于人类胚胎。研究共用了85枚3PN胚胎，编辑48小时存活71枚，最后有54枚通过基因检测，其中只有28枚胚胎的目标片段被成功剪切，并且只有很少一部分胚胎被成功编辑。似乎该团队也意识到了技术的不成熟，为避免引起过多争论，结论下得比较谨慎：我们的工作迫切需要进一步提高CRISPR/Cas9技术的保真度和特异性，而这正是CRSIPR/Cas9介导基因编辑的任何临床应用的先决条件。无独有偶，2016年中国学者在《辅助生殖与遗传学期刊》（*Journal of Assisted Reproduction And Genetics*）发表了全球第二篇关于人类胚胎基因编辑的文章，该团队的目标基因是一个细胞膜蛋白（CCR5），这是HIV-1（艾滋病病毒）入侵机体细胞的主要辅助受体之一。这个基因，我们在后面还会提到。研究人员从87名志愿者那里收集了213枚3PN胚胎，结果发现26个人类胚胎细胞中仅有4个细胞的基因被成功修饰。可见编辑效率还有待提高。

2017年7月，麻省理工学院网站发布新闻称，美国俄勒冈健康与科学大学的肖克莱特·米塔利普夫（Shoukhrat Mitalipov）研究员完成了首例基因编辑人类正常胚胎的尝试，修复了父本存在MYBPC3（肌球蛋白结合蛋白）基因突变的人类胚胎。携带该基因的人经常会发生心力衰竭。研究人员将CRISPR（基因组内的一段重复序列）试剂与精子一同注入卵母细胞中，进行突变基因的编辑。结果显示：在58个胚胎中，有42个完全消除了突变基因，成功率高达72%，并且没有发现脱靶现象。另外，该研究有两点令人关注：一是首次在人类正常胚胎上进行基因编辑尝试；二是该技术比以前的操作更成熟、更精准，脱靶率降低了，甚至没有出现脱靶现象。

CRISPR/Cas9基因编辑技术已经证实了在细胞水平上的强大编辑功能，然而消除人类胚胎中的缺陷基因面临强大的伦理问题，同时也面临着这些修复的基因是否能够真正融入所有细胞中去的问题。既然CRISPR/Cas9技术能够在胚胎层面进行，那么能不能在配子（精子或卵子）层面进行呢？从理论上讲，如果该技术能够在精子上使用，那么所有通过父亲传播的单基因遗传性疾病就都能够被有效治愈。另外，前面提到的基因编辑都是处于早期胚胎或受精卵层面的，如果在配子阶段进行编辑后受精，胚胎自身也具有一定修复功能，安全性是否会提高？美国康奈尔医学院研究人员通过电压力脉冲的方法打开精子坚硬的外壳，编辑父源性缺陷基因取得成功。但其安全性仍是科学家关注的焦点，归纳起来主要有两个方面：其一是能否修复胚胎发育中的所有DNA，而不只是一部分细胞的DNA。如果是部分修复，那么将存在镶嵌现象（指人体在某些部位表现出遗传病变，而在另一部位则正常）。如果编辑技术不能够将所有致病基因进行修复，就可能导致此种现象发生，累及器官或身体发育，后果难以想象。其二则是老生常谈的伦理问题。包括中国在内的大多数国家都明确禁止将该技术应用于人类配子和胚胎层面。虽然该技术的强大功能和应用前景得到了许多科学家的肯定，但批准以研究为目的的基因编辑项目，尤其是试管婴儿项目需要慎之又慎。还有一些"敢为天下先"的学者为了避免直接编辑精子、卵子或者胚胎，转而编辑精子或卵子的前体细胞，难道他们就真的能绕开医学、伦理和道德法律的监管吗？

# — 6.2 —
## 基因编辑是"武器"还是"工具"

基因编辑技术的最大恐惧来自它有可能优化人类基因，甚至最终优化人种；有可能开启人类社会人种进化的军备竞赛，人为地启动人类进化。

　　人类胚胎的基因编辑或基因改造虽然被大多数国家所禁止，但在伦理监管较弱的国家，该技术仍在使用。因此，全世界的科学家应联合起来以防止技术滥用。尤其面对商业利益的驱使，职业道德显得更加重要。如果说二十世纪人类在面对核武器和气候变化的威胁时能够达成共识，从而避免核战争和生态崩溃的威胁。但要是提到用基因编辑人类，尤其是产生的"超人"是超越种族、超越常人的升级版人类，那么伦理或法规问题很可能被弃之于不顾。2015年11月，CRISPR/Cas9技术使用先锋张锋（首次将基因编辑技术应用于真核细胞）在清华大学演讲时表示：从长期来看，基因编辑技术发展到了能够治疗一些遗传性疾病的阶段，但要想达到实现精准治疗的程度，还需要很长一段时间。"这样做的风险是很大的，因为我们对生物遗传系统的复杂程度还知之甚少，要是直接引入某些突变，你无法预测它在整个系统中会出现什么样的反应"。可以看出，张锋也反对有目的地进行人类胚胎的基因编辑。

　　进化论的外在表现往往是残酷的，从万亿年来人类的进化史中就能看出：一个人种的进化必然会导致另一人种的消亡，如智人的进化伴随着尼安德特人的消亡。同样的道理，拥有强大经济和科研实力的国家如果采用新技术改造基因，让其民族进化优于其他民族，而其他民族是否会重蹈尼安德特人的历史覆辙呢？结果难以想象。面对可能导致人类进化史或人类生存史上最大不公的基因编辑技术，想要有效避免悲剧发生，需要全人类的努力。

　　科技是把双刃剑，到底是工具还是武器，取决于应用它们的人类。人类应该建立一个着眼于未来的科技价值共同体，尤其针对人类基因自我编辑、自我修复范畴，应超越民族国家之间的界限，以阻止基因技术被狂热分子和激进分子所滥用。

　　20世纪最具预言意义的科幻小说之一——奥尔德斯·赫胥黎的《美丽新世界》里面描述了一个看似美好，但缺乏情感的世界。就人类而言，我们是否要重新定义自己呢？想想核移植专家维尔穆特先生的克隆羊多莉吧，从降生以来就受到极大的关注，就是死后也被制作成标本保存起来。如果有一天出现了"人造人"或者"基因编辑人"，我们会不会也像关注多莉一样关注"他/她"呢，还是任由"他/她"自生自灭？"他/她"会不会也像《美国新世界》中的约翰一样按照"常人"的想法改变自己，抑或是采用极端方式来逃离这个世界？

　　无论是生殖细胞还是胚胎的改造处理，通常使用的都是受精卵（具有进一步发育为个体的潜能），而且对一个细胞的改造也相对容易；体细胞的改造则需要对身体几十亿细胞进行改造，太难。但生殖细胞/胚胎被改造后，如果出现基因编辑的错误，将是致命的，影响更大，风险也更大，甚至会影响胎儿一生，从而受累的不仅仅是一个家庭，还会波及医疗行业甚至整个社会。"设计婴儿"的时代，普通大众也许关注的是成功后造成的现实影响和伦理问题，但科学家更关注的是不成功后的影响，甚至是对整个行业的影响。我们可以允许在小鼠身上做千百次的实验，可以接受实验失败，而且一次的成功可以代表实验的成功；但在人类生殖领域，一次的失败则可能是终极失败，殃及科学家个人的声誉以及国家、行业甚至是整个人类的未来。因此，只有保证百分百安全的医疗技术，才能够在普通人群上进行应用。

# — 6.3 —

# 辅助生殖领域的"黑天鹅事件"

　　2018年11月26日，网络上出现了一篇关于世界首例免疫艾滋病的基因编辑婴儿在中国诞生的报道。随后，赛先生公众号发表了一篇文章《激烈反弹：基因改变婴儿招致生物医学界普遍批评》。事件不断发酵，短短几小时后，100多位科学家联合声明，声讨该事件。接下来则是一系列声明，包括各个单位、各个学会组织等。这到底是一个什么事件？为什么会引起科学界如此大的反应？科学是进步的，给予人类战胜自然、获得幸福生活的能力，为什么该技术的使用却遭到如此激烈的反对呢？我们先从源头说起。

在某个网站上，发表了应用基因编辑技术实现"一对名为露露和娜娜的基因编辑婴儿于2018年11月在中国健康诞生"的文章，并且强调"这是世界首例免疫艾滋病的基因编辑婴儿"，认为这是"中国在基因编辑技术用于疾病预防领域实现历史性突破"。随后，作者介绍了什么是CRISPR/Cas9基因编辑技术以及CCR5基因与艾滋病的关系；声称将在第二届国际人类基因组编辑峰会现场展示项目组在小鼠、猴和人类胚胎上取得的实验数据，以此来说明前期实验技术积累和后期实验数据，证明技术的可靠性。但是，研究者又表示"结果仍然需要进一步观察与检验，因此准备了长达18年的随访计划"，同时，提出"基因技术研究和应用领域需遵循的核心价值"。最后，通过问卷调查形式展示了大众对未出生婴儿进行基因编辑持支持态度。

看起来，这是多么令人欣喜的成果，尤其是在科技原创领域正处于追赶阶段的中国。中国科学家完成了世界首例基因编辑婴儿，并且有一定前期动物实验的数据积累，还提出了自己的"核心观点"。为了进一步确定技术的安全性，还富有责任心地将进行18年的跟踪随访。最后，又得到了普通大众的广泛支持。就是这样一桩"完美诠释"科学精神的事件，事实究竟如何？我们再看一看赛先生公众号发表的文章，它从另一个视角分析这个事件。报道出现后的1~2小时，题目为《激烈反弹：基因改变婴儿招致生物医学界普遍批评》的文章立场鲜明地反对基因编辑技术在试管婴儿中的应用。文章中，相关领域专家认为开展人类生殖细胞基因修饰并诞生婴儿是"不可思议，完全不能接受的"，并对相关医院能够通过伦理委员会的审批表示不解。专家还从CCR5基因角度说明了基因编辑技术在试管婴儿应用上的盲目性。本次事件的研究者主要针对HIV感染的CCR5基因靶点进行编辑，但存在极大的安全性和伦理问题。专家认为针对CCR5不仅仅不科学，而且完全没必要。首先，对健康胚胎进行CCR5编辑是不理智的、不伦理的，目前还没有研究发现中国人的CCR5是可以完全缺失的；更为严重的是，敲除CCR5基因还可能带来意想不到的副作用。2019年6月美国加州大学伯克利分校的研究发现CCR5-Δ32等位基因纯合的个体（能有效抵抗艾滋病），全因死亡率增加21%；其次，CCR5对人体免疫细胞的功能非常重要，负责接收细胞信号识别和信号转导；第三，由于艾滋病毒的高变异性，即使CCR5基因被敲除，也还有其他受体可以使用，因此无法完全阻断艾滋病毒感染；第四，CCR5编辑若不能保证100%不出错，是不可以应用于人体的；第五，现在母婴阻断技术非常有效，高达98%以上，可以阻止新生儿不被感染；第六，HIV感染的父亲和健康的母亲，完全可以生出健康的孩子，根本无须进行CCR5编辑。来自中国科学院动物研究所的王皓毅研究员认为"科学、技术和伦理上有多个问题需要解决，而这三方面的问题一个都还没有解决：技术方面，如何确保无嵌合的一细胞期完成精确基因编辑，如何全面检测潜在脱靶位点；科学方面，如何确保引入的CCR5突变在受体胚胎的遗传背景下有良好的效果而没有其他严重副作用"。温州医科大学谷峰教授也认为，盲目地将新技术应用到辅助生殖领域是不科学的、不道德的，甚至是不可接受的。

无独有偶，2019年6月俄罗斯分子生物学家丹尼斯·雷布里科夫（Denis Rebrikov）宣布将进行更多的基因编辑婴儿试验。消息一出，再次引起轰动，舆论一片哗然，而他选择的靶基因也是CCR5，同样也是采用CRISPR/Cas9基因编辑工具。既然是同样的技术，那同样也存在脱靶效应，但丹尼斯声称已经对技术进行改良，不会发生脱靶效应。除去技术问题，最大的"障碍"就是伦理问题。不过从他在俄罗斯的行业地位看，他做这件事的难度比其他国家科学家的难度要低。首先，他是俄罗斯最大的生育诊所库拉科夫（Kulakov）国家妇产围产医学研究中心基因组编辑实验室的负责人。背靠着该国最大的生殖医学中心，在招募患者、获取胚胎、移植等环节，都具有得天独厚的优势。其次，他同时也是俄罗斯国立皮罗戈夫研究型医科大学的副校长，在学术界具有一定影响力。最后，他已经与某个艾滋病中心达成了协议，招募感染艾滋病毒阳性的女性参加实验，万事俱备只欠东风。他也曾表示，在中国第一例基因编辑婴儿之前，他们团队已经利用CRISPR/Cas9基因编辑技术在受精卵阶段修改了胚胎。显而易见，该团队是有一定技术储备的，同时也说明，该团队在基因编辑婴儿方面早已跃跃欲试。虽然面临着各种伦理问题，遭受到全世界科学家的普遍质疑，但基因编辑婴儿已经箭在弦上，未来可能出现的状况也仅仅是数量的多少而已。

来自基因编辑领域的很多科学家都有类似的看法，我们将这个事件称为辅助生殖领域的"黑天鹅事件"。黑天鹅事件通常指在经济领域造成广泛而严重的后果的，不可预知的、不定期发生的大规模事件。基因编辑技术在生物学领域是近些年来涌现的最先进的技术之一，将对生物学产生深刻影响。那么，该技术能否应用于人类？能否应用于胚胎？最终会产生什么后果？任何技术在人体上应用都应该保证技术层面的绝对安全，这已是科学界的共识。因此，辅助生殖领域的基因编辑技术的引入，势必会破旧立新，并试图建立辅助生殖技术的新方式、新应用和新未来。英国著名小说家玛丽·雪莱（Mary Shelley，1797—1851）创作的小说《弗兰肯斯坦》（又译《科学怪人》）一书中的主角警告科学家不要做以上帝自居的现代普罗米修斯。然而和弗兰肯斯坦医生一样，生物学家们似乎正在成为现代的普罗米修斯，更令人担忧的是他们创造的正是有血有肉的生命——我们人类的未来。

毋庸置疑，在20世纪50年代DNA双螺旋结构发现后的几十年里，分子生物学各项技术中，基因编辑技术是最具开创性和颠覆性的。过去，我们只能通过各种手段来阐述人体中各项遗传信息的意义，并以壮士断腕的方式来采取补救措施。例如，抽取孕妇的外周血或者用羊水穿刺的方式提取羊水，通过基因筛查检测出有缺陷的胎儿，最后采取人流方式终止妊娠，以提高人口质量。即使在胚胎层面的PGT技术也是通过排除的方法。未来，在采取基因编辑技术之后，我们才有可能按照自己的愿望来修改"脚本"。

# 第7章 "三父母"婴儿

家不是建立在土地之上，而是建立在女性之上。

——墨西哥谚语

　　2016年4月，来自美国的一个医疗团队利用争议较大的"三父母"试管婴儿技术——线粒体置换技术，帮助一对约旦夫妇生下一名男婴的消息在辅助生殖领域引起震动。线粒体置换，顾名思义，就是将从捐赠者卵子中取出的细胞质注入不孕症或存在线粒体疾病的女性患者卵子中，再用"合成"后的卵子做体外受精和培养，最终将胚胎移植到患者子宫中并诞生婴儿的过程。线粒体置换技术在辅助生殖技术发展史上并不算最新技术，出现时间已经很久。然而，该技术在很多国家由于伦理问题长期被禁止，只有少数国家允许采用该技术进行体外受精。墨西哥就是其中之一。

# — 7.1 —

# "三父母"婴儿诞生

　　"三父母"婴儿的生母携带与亚急性坏死性脑病相关的基因，此前曾生下的两个孩子都因亚急性坏死性脑病而死亡，这种疾病属于母系遗传的非常严重的线粒体疾病。线粒体作为细胞内重要的细胞器，除了为细胞提供能量外，还含有游离于细胞核外的遗传物质DNA。自身复制除了受到细胞核调节外，也有有限的自主功能。因此，线粒体是半自主性细胞器。另外一个重要特点是线粒体遗传自母系，线粒体除了可以用于追踪人类起源与人类迁移研究外，它还会遗传自母亲的遗传性疾病。

　　到目前为止，线粒体疾病的治疗方法非常有限，而细胞线粒体移植技术是解决这一问题的唯一希望。所谓"三父母"试管婴儿技术，简单来说就是在体外受精过程中，整合来自3个人的线粒体DNA物质，这种做法的一个重要目的就是剔除生母的有害线粒体基因突变，避免后代患上线粒体疾病。依据现有技术条件，实现患病卵母细胞线粒体"清除"可以借助两种方式：一种方式是采用原核移植技术，即在两枚已受精的卵子间实现基因替换，剔除线粒体中有缺陷的基因信息。换句话说，将父母双方受精卵的双原核取出后，移植到正常卵子的去核细胞中。而另一种方式名为"主轴移植"，即用捐赠者卵子的健康线粒体替换生母的有缺陷的线粒体后再实施试管婴儿技术。

　　关于"三父母"的概念理解是不同的。例如供卵夫妇，精子是丈夫的，卵子来自第三方，生长在妻子的子宫内，我们也可以理解成这个孩子有三个父母，只是生母与他（她）并没有血缘或母亲遗传意义上的关系。相似情况如供精和供胚，他们（她们）可以看作与原生家庭是"领养"关系，中间并不涉及遗传物质改变或传递。但线粒体置换技术则完全不同，因为同时存在生母的

DNA、父亲的精子和供卵者线粒体DNA三个人的遗传物质。虽然从社会角色看，孩子拥有父母双方的DNA，无疑是他们的"亲生"孩子。但第三方提供线粒体DNA的女性，对孩子的出生也起到了提供遗传物质DNA的作用，如何确立她与孩子的关系，目前还不明确。如果按照细胞核DNA提供者确定母亲地位，无疑提供细胞核DNA的一方是孩子的母亲。但如果按照线粒体DNA提供者确定母亲地位，提供线粒体的一方是不是也有母亲的权利和资格，这是我们确定不了的。毕竟，如果没有线粒体DNA的提供者，孩子是无法来到这个世界上的。二者之间（生母和供卵者）只是提供DNA数量上的差异而已。

# —7.2—

# 各方争议

线粒体置换技术或核移植技术由来已久，对技术的争议也一直没有间断过。支持方认为这是医学领域的一个重大突破，该技术不仅解决了较罕见的线粒体疾病的跨代遗传问题，将来还会有更为广泛的应用。美国生殖医学学会主席欧文·戴维斯认为，这项工作是"生殖医学的一个重要进展"，"线粒体疾病一直是一个重要且具有挑战性的问题。如果今后的研究确定了细胞线粒体移植的安全性与有效性，那么我们希望它能成为一种治疗选择，避免高风险人群把线粒体疾病遗传给下一代"。主席观点明确，只要技术安全可靠，有效性得到验证，它是可以应用在临床上进行疾病治疗的。然而，他只是从技术角度出发阐述观点，并没有从伦理学角度进行评估，而该技术应用的最大障碍恰恰来自伦理层面。

有许多专家对该技术持批评态度。加拿大达尔豪斯大学生物伦理学与哲学教授弗朗索瓦丝·贝利斯（Francoise Baylis）认为这个手术未受监管："事实上，这个孩子的出生似乎是一种不正当行为，它无视英、美等国的规定，不是以公开负责、小心翼翼的方式推动科学前进"。美国遗传学与社会中心执行主任马尔西·达诺夫斯基（Marcy Darnovsky）在一份声明中谴责说，这是不负责任、不符合伦理的行为，它开创了一个危险的先例。这两位专家从社会监管层面出发，发表他们的观点，认为该技术的应用应该谨慎，必须符合科学应用原则。

那么线粒体置换技术存在哪些操作风险和伦理风险呢？我们从以下几个方面进行探讨。

①是否存在操作风险

医学伦理基本原则中的"不伤害原则"是伦理道德的一个具体原则，包括主观的不伤害意图和客观的低伤害结果。在医学上，临床的一切诊疗手段均是有利与有害的综合体，因此"不伤害原则"主张，凡是诊疗上有益的或属于适应证范畴的是符合医学道德的。美国医学团队实施人卵胞质移植技术是以"不伤害原则"为出发点采取的医疗措施。首先，客观上，基于前些年技术的积累，可以以最小的损害取得患者利益的最大化。人卵胞质移植技术已经在动物和人身上开展多年，具有一定的技术基础（这与基因编辑试管婴儿有很大区别），虽然该技术存在一定风险，但风险在可控范围内。其次，从是否有利于供者、受者及保护后代的辅助生殖的基本原则来看，该技术可以让患者拥有自己的健康子女，因此有利于患者（受者）本人获益；另外，该技术能够阻断遗传疾病的跨代遗传，因此有利于患者的后代。但在后代的权益保护上，目前还没有相关法律成文。

②卵胞浆置换或线粒体移植技术是否属于基因操作范畴

基因操作的基本概念是指对生物体的遗传物质进行人为的操作，使之发生修饰和改变的过程。卵胞浆置换技术从严格意义上说属于基因操作范畴，只不过该技术并没有对核基因组和线粒体基因组进行任何修饰和改变。但在操作过程中是否会引起表观遗传修饰的改变尚不清楚，存在风险因素。为什么前面我们在讨论基因编辑试管婴儿时，众多科学家表示极大反对，就是因为基因编辑技术进行了细胞基因组的改变。

③线粒体遗传是否有第三方母系遗传的伦理问题，是否涉及抚养、财产继承、子女的知情权等问题

从遗传学角度出发，供者虽然只将少部分遗传基因传递给婴儿，但属于遗传关系，可以定义成"子女"。因此在社会层面，该子女有赡养义务、财产继承等权利。但这些权利如何界定，各国法律并没有明确规定，尚属法律空白，有待进一步完善。

④是否会成为商业化的手段

该技术应用切实可行，卵子线粒体有可能成为商品被公开出售以牟取暴利。这面临与卵子买卖同样的伦理学问题。马克思在《资本论》中曾断言：资本家害怕没有利润或利润太少，就像自然界害怕真空一样；一旦有适当的利润，资本家就大胆起来。人类在面临新技术带来的巨大利润时，常常会铤而走险，这是人性弱点，即使有强大的法律法规约束，总有人会冒天下之大不韪。有人认为这是危言耸听，但看看现在很多生殖医学中心采用该技术来提高高龄妇女（由于线粒体老化导致体外受精成功率低下）试管婴儿的成功率就知道此言非虚。

# — 7.3 —
## 线粒体置换与基因编辑的不同

　　线粒体置换（图7.1）与基因编辑有本质的不同。首先，在目标对象上，线粒体是细胞核外的基因，不涉及细胞核内的基因。基因编辑可以编辑细胞核内的基因，也可以编辑线粒体基因，但通常编辑细胞核内的基因应用得最多。其次，线粒体置换涉及第三方供体基因的掺入，而基因编辑不涉及第三方供体基因。再次，线粒体置换不涉及基因的插入、删除等操作，仅是供体"原始"基因的置换；但基因编辑则涉及一系列基因层面的操作，如插入、删除等。最后，由于线粒体置换是细胞核外基因的整体"迁移"，不存在类似基因编辑的操作不当所造成的后果，如脱靶现象等。

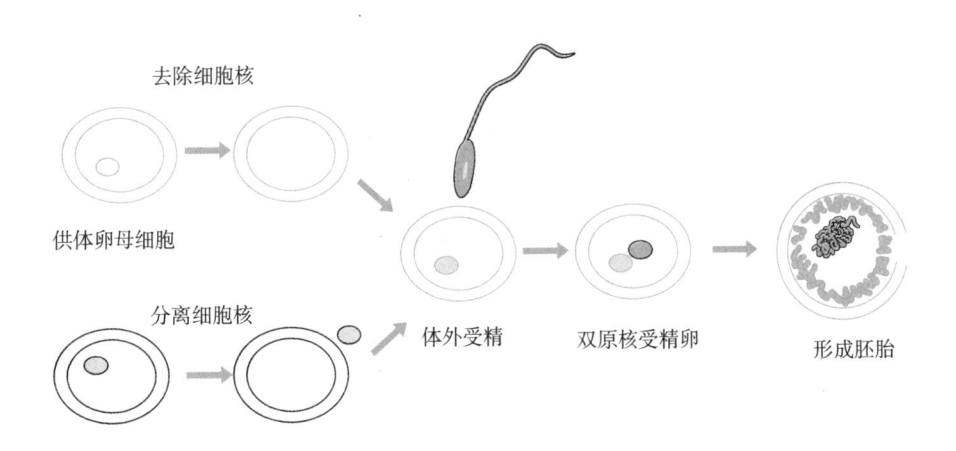

图7.1　线粒体置换技术路线图

# 第8章 生殖伦理的法与情

从天堂到地狱，或从地狱到天堂，都在一念之间。

——约翰·弥尔顿（John Milton，1608—1674）

"伦理学"一词来自古希腊文，由古希腊哲学家亚里士多德提出。中国传统伦理思想的源头可追溯到孔子的儒家学说。无论是西方伦理学还是中国伦理学，都有着长时间的发展过程，形成了不同的伦理思想体系和主要伦理学学派，进而发展出不同的伦理学分支。医学伦理学属于众多分支中比较重要的一支。由于归属于不同学科范畴，因此，即使是医学或辅助生殖专业的资深从业人员探讨伦理学时也可能心余力绌。首先，伦理学属于哲学范畴，大多数医学从业人员虽然在专业学习阶段接触过，但多是泛泛学习，并没有形成体系。其次，日常工作中的特殊案例虽然会因涉及伦理学而组织多行业人员进行讨论分析，但医务人员更多关注讨论结果（是否给这对夫妇进行助孕），而不是关注伦理本身。本章中，我们不讨论什么是伦理学，什么是医学伦理学以及辅助生殖技术涉及的伦理学，而是列举近些年出现在辅助生殖领域的伦理学案例，希望让读者有更深层次的思考。

# — 8.1 —

# 生殖领域存在复杂的伦理问题

辅助生殖技术的出现，打破了传统意义上人类生殖和繁衍的方式，辅助生殖技术的发展也一直与伦理学相伴随。科学技术是一把双刃剑，如何利用好这把利剑，让人类利益最大化、伤害最小化，是科学技术应用于医疗领域首要关注的问题，更是辅助生殖从业人员以及相关科研人员应该思考的问题。辅助生殖技术伦理问题很复杂，主要体现在自身和外延两个方面。

自身方面，如关于配子和胚胎体外操作、体外干预、胚胎培养等技术本身对子代的影响，辅助生殖技术的安全性，是否会对人类造成不可逆的影响，等等。这些属于辅助生殖技术本身的问题，难度相对低一些。随着技术的不断发展，时间和资料不断积累，解答这部分问题，相对容易一些。

但辅助生殖技术伦理的外延方面，就显得错综复杂，涉及众多方面。例如：母亲是否可以给女儿代孕；孩子应该叫代孕母亲为母亲还是生物学母亲为母亲；同性恋有没有权利通过辅助生殖技术拥有后代；夫妻双方的胚胎在夫妻离世后，双方父母是否具有继承权，他们是否有权支配这些胚胎进行代孕；"三父母"试管婴儿的供体一方是否具有继承权、司法权；等等。类似这样的伦理学问题伴随着辅助生殖技术的发展而层出不穷。如何应对这些问题需要相关人员，如社会学、法律、伦理学、医学，甚至普通大众群策群力，单方面的努力往往势单力薄。辅助生殖技术如何正确地在合理的伦理框架内最大地发挥作用，还有很长的路要走。

# — 8.2 —

# 伦理案例一：只是当时已惘然

"十年生死两茫茫，不思量，自难忘。千里孤坟，无处话凄凉。"这首苏东坡缅怀亡妻的著名词句，真情流露，令人唏嘘。普通大众没有诗人的才情，也许祭奠爱情的最好方式莫过于抚养他们爱情的结晶。但有时，另一半的突然离去令人措手不及，如果当时……唯有叹息。

近年来国外有一些关于男方死后通过手术方式取到精子，再通过辅助生殖技术完成生命交接的案例。如20世纪70年代末期，美国洛杉矶卡皮·罗斯曼（Cappy Rothman）医生完成了第一例男性死后取精手术，让科学家们意识到从死者体内取精的可行性。但直到1999年，世界上第一例男性死后手术取精且孕育成功的婴儿才呱呱坠地。这是从死亡30小时的丈夫身上取到精子并成功受精诞生一个女儿的案例。2015年，澳大利亚一名男子意外死亡，48小时之后，医生取出其精子并通过试管婴儿技术授精，让其妻子成功怀孕，最终产下一名健康的宝宝。这项操作距生父死亡的时间远远超过了30小时，是医学史上的重大突破。无疑，以后的男性死亡取精时间的纪录还会进一步突破。既然技术不是问题，是否我们就应该满足妻子和家属提出的要求呢？目前，还没有答案。

在情感方面、生命面前、家庭面前，死后的48小时内，他们既要承担失去亲人的痛苦，又要迅速做出决定——是否延续血脉，减少丧子、丧夫之痛。虽然遗体取精在情理上可以理解，但在死者知情和后代保护上具有先天的缺陷和不足，后代在出生后即没有父亲陪伴，对其性格形成、家庭完整等基本诉求并不符合有利于后代原则。另外，死者妻子虽然在丈夫刚刚去世时可能同意帮助丈夫完成传宗接代的"重任"，但当时是在极度悲伤和大多数亲属在场的情况下做出的决定，有可能是非理智行为。2005至2011年间，以色列国家精子库保存的21份死后手术取得的精子，没有一份被申请用于辅助生殖助孕。美国加州精子库死后提取的精子中，也仅仅只有1%被真正拿出来用于辅助生殖助孕。这些数据都表明，在妻子接受丈夫已经去世的一段时间后，经过冷静思考做出的决定往往与丈夫刚刚去世时做出的决定是不一样的。

生殖医学和辅助生育技术的发展突飞猛进，一些新的伦理问题逐渐进入大家的视野。中国人的生育观念一直在变化中，由早期的多子多福到后来的优生优育，但"不孝有三，无后为大"的观念根深蒂固。尤其是失独家庭产生的子女情感寄托问题和社会伦理问题，让国人在香火传承问题上多了一丝丝顾虑。如何在满足人们生育后代需求的同时，不断完善相关方面的法律法规；在不违背伦理原则基础上，促进生殖医学健康发展，更好地造福这类人群，是辅助生殖未来需要解决的难点。

# — 8.3 —
# 伦理案例二：是"她"还是"他"

"海枯石烂""坚贞不渝""白头偕老"……一直是形容完美爱情的词汇，伴随着人们对爱情的期望、幻想和对未来美好的憧憬。你不在乎她日渐衰老的容颜，不在乎她的各种坏脾气……但你会在乎"她"有一条Y染色体吗？

我们都知道，只有男性才含有Y染色体，女性仅含有X染色体，但老天偏偏会开这样的玩笑——让一位年轻美貌的"女性"也拥有一条Y染色体。有着萝莉的面孔、魔鬼的身材，十余年不来例假，一直被诊断为"原发性闭经"，如果不是要结婚，考虑怀孕生小孩，30岁的杜某某怎么也想不到，自己居然是

"纯爷们"。B超检查结果让她大吃一惊，她居然没有卵巢，子宫也是条索状，且腹部有两个球状阴影，考虑为隐睾。进一步做性激素和染色体检查，显示其睾酮增高，染色体核型分析为"46，XY"。

在医学上，这种情况称为性反转综合征（Sex Reversal Syndrome，SRS），发生率极低。那么，什么是性反转综合征呢？它是决定性别遗传的基因发生异常所致，主要表现为性腺性别与遗传性别相反，包括"46，XX"男性性反转和"46，XY"女性性反转。"46，XY"女性为女性性反转，该类患者的核型为"46，XY"，具有女性表型及正常女性外生殖器，可伴子宫发育不全、条索性腺及睾丸不发育。"46，XY"女性性反转的发病机制是睾丸性别决定功能丢失，其遗传学病理机制涉及：①X、Y染色体之间或Y染色体与常染色体之间的易位导致含性别决定因子（SRY）基因部分缺失，核型为"46，XY"；②SRY基因突变；③家族性异质性SRY基因突变；④雄激素受体基因突变，除了SRY以外，还有其他性别决定相关基因参与，诸如编码转录因子SOX9、DMRT-1、SF-1、ST-1、LHX-9及编码细胞信号分子AMH、WNT-4、FGF-9和DHH基因等。以上复杂的基因突变导致性反转，我们只需记住是基因的错误导致男性出现女性性别，女性出现男性性别。

该患者外生殖器显示为女性，有正常性生活，但没有初潮，B超下可见条索状子宫。这类患者若想拥有子女，无外乎以下几条途径：①收养。②供胚和供卵。③代孕。无论是供胚还是供卵，他们都需要实施代孕技术才能拥有后代。④自己生育。在不考虑子宫条件是否允许孕育子女的情况下，能不能给患者实施辅助生殖进行助孕，也是需要考虑的伦理问题。除此之外，还有很多问题需要思考：从医学角度讲，患者是含有Y染色体的男性；从生理学角度，患者具有女性的外在特征及生殖生理特征；从心理学上，自患者出生后心理自我认识和定义一直为女性；从社会学角度讲，亲属认同及社会分工角色也为女性，并且结婚得到法律和社会认可。那么，这类患者可以收养孩子吗？可以供卵代孕吗？可以要求有自己的孩子吗？

首先，我们谈谈关于收养的问题。根据国家要求，收养孩子需要办理一系列证明文件，包括无子女证明、夫妻户籍证明、夫妻确定为不能生育的计生部门证明等手续，证明齐全即可。该患者夫妇基本具备领养孩子的条件。

其次，关于供卵和供胚问题。虽然该夫妇在社会学意义上为夫妻，但从医学角度讲，该夫妇都含有Y染色体，是否应界定为同性恋？是否可以拥有亲生子女？关于该家庭是否可以领养或通过辅助生殖技术拥有子女的问题，目前中国法律是禁止的。从医学角度讲，他们属于同性恋家庭，是不允许领养、抱养子女的；从社会学角度看，患者属于社会意义上的女性，拥有自己的家庭，他们组成的完整家庭拥有领养子女的资格。这里医学和社会学存在矛盾，目前对此种情况法律或法规并没有明确规定，更无条目可供查询。

最后，关于代孕问题。代孕一直以来受到社会关注，支持者有之，反对者亦有之。目前，仅有部分西方国家如美国、瑞典允许代孕技术，而我国则禁止代孕技术。因此，这个家庭想通过代孕技术生育子女是行不通的。

那么，这类患者能否自己生育呢？前面我们提到过，患者在B超下可以看到条索状子宫的存在，那么患者是否有自己生育的可能呢？"46，XY"女性性反转患者外观为女性，内外生殖器均为女性表现，无卵巢、有子宫，表现为原发性闭经或者不孕。因此，试行促排卵治疗也不会有成熟卵泡发育，但可以考虑接受他人卵子助孕治疗。本例患者是符合供卵要求的，可以进行供卵后移植，如果子宫条件允许，患者可以自己生育。国外数据显示，若子宫发育良好且2岁之前就已接受治疗的性反转患者，生育率可达40%；拖得越久，生育率越低。该患者自己生育的可能性非常低。如果选择生育，必须选择代孕技术，但这又与前面讨论的代孕问题相冲突。

辅助生殖技术的出现，帮助无数患者弥补自身生理不足，实现拥有完整家庭的愿望。它的应用和实施不仅仅需要关注技术自身的问题，更需要从伦理角度思考问题，从而促进人类社会的和谐和稳定。唯有如此，才能平稳地促进医学基础研究和临床应用研究的发展。但是随着辅助生殖技术在临床上的应用，已出现了一些问题，影响到辅助生殖技术的健康发展。同时，由于在实施过程中不可避免地涉及精子、卵子和胚胎的冷冻保存，以及转赠、代孕等问题，这又使辅助生殖技术的实施比其他医学技术的实施更为艰难，因为有可能遇到更广泛、更复杂的法律、伦理道德等一系列问题。

# — 8.4 —

# 伦理案例三：人类距离"人造配子"越来越近

人造卵子技术，已经在日本实验室中悄然诞生，我们距离自己创造自己又近了一步。日本九州大学的研究团队首次在体外以小鼠胚胎干细胞和诱导性多能干细胞培育出成熟且具有生育能力的卵细胞。这一成果于2016年10月20日在线发表在《自然》上。更为重要的是，这一体外培养的卵细胞在受精后能够发育成健康的下一代。虽然成功率较低，但是这一技术为科学家开启了挖掘干细胞体外诱导卵细胞发育、成熟关键因素的大门。近年来"人造卵子"研究方面不断有新的报道出现，2014年12月24日《细胞》上发表的学术论文称，英国剑桥团队和以色列团队合作，率先实现完全在体外培养出成熟精子和卵子。研究人员不仅首次将皮肤细胞完全在体外诱导成为诱导性干细胞，并使其分化成人类原始生殖细胞，同时发现了体外培养诱导的关键基因SOX17基因。2012年，日本京都大学一个研究小组在《科学》杂志上报告说，他们首次利用诱导性多能干细胞成功培育出实验鼠的卵子，并使其受精，从而诞生健康的小鼠。同年，另一日本研究团队研发出将小鼠胚胎干细胞、诱导性多能干细胞诱导出原始生殖细胞的技术。但是体外培养5天后，研究人员需要将这些原始生殖细胞植入成年小鼠体内，只有这样才能获得卵母细胞。

对应的雄性"人造精子"难度还是比较大的，但也已经在动物身上实现。2009年，英国生物学家卡里姆·纳耶尔尼亚（Karim Nayernia）调制出一种化学物质和维生素构成的"鸡尾酒"，在这种"鸡尾酒"培养环境下，人体干细胞转化成精子。2011年，日本研究人员成功将实验鼠胚胎干细胞转化为健康精子，并最终培育出健康且具有生殖能力的小鼠。他们首先将实验鼠胚胎干细胞转化为原始生殖细胞，并将其植入不能正常产生精子的实验鼠体内，原始生殖细胞此后开始产生正常形态的精子，这些精子能够使卵子受精。2015年，法国科学家声称，他们在实验室培育出人类体外精子，这是世界上第一个成功的案例，未来可用于治疗男性不育症。该研究组采用成人精原干细胞体外培养的方法，但并没有相关实验数据公开发表。2016年，中国科学院动物研究所周琪院士和中国南京医科大学的研究小组在实验室成功培育出小鼠精子后，利用这些人造"精子细胞"令卵子受精，最终迎来新小鼠的出生。更值得一提的是，第二代幼鼠不仅非常健康，而且繁育了自己的后代。这是首次在体外培养成熟精子的报道。

目前，"人造配子"（精子和卵子）体外生成的相关研究可以归类为几条途径：体外诱导精子可以用胚胎干细胞、精原干细胞和诱导性多能干细胞；体外诱导卵子可以用胚胎干细胞、卵原干细胞和诱导性多能干细胞。最后，通过辅助生殖技术培育后代，具体路线图如下：

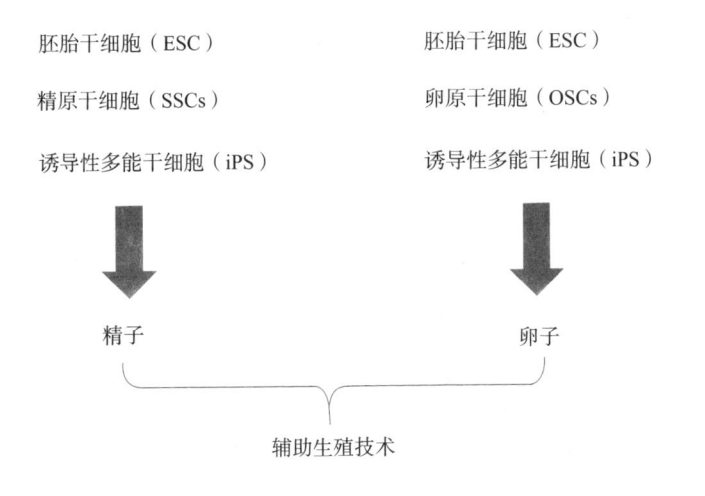

胚胎干细胞（ESC）　　　　　胚胎干细胞（ESC）

精原干细胞（SSCs）　　　　　卵原干细胞（OSCs）

诱导性多能干细胞（iPS）　　　诱导性多能干细胞（iPS）

精子　　　　　　　卵子

辅助生殖技术

　　无论是"人造卵子"或是"人造精子"，科学家研究的最初目的都是解决现实中人类所面临的生育问题，尤其是针对不孕不育患者。虽然科学的初衷是好的，但是"人造配子"的出现可能与初衷背道而驰。那么，哪些人需要"人造卵子"和"人造精子"呢？它们的应用前景又如何呢？

　　第一，不孕不育患者。如果"人造配子"临床应用问题都能够被解决，那么它将成为全新形式的辅助生殖技术，受益人群当然首先是不孕不育患者。临床上能够体外培育卵子和精子，让有任何生殖问题的女性和男性（比如卵子数量少、无卵子生成、男性无精症、年龄导致生殖力下降和疾病等）通过全新形式得到健康的卵子和精子。另外，与利用捐赠配子进行体外受精相比，在体外培养形成配子的最大优势是保证后代的遗传信息与亲本相一致。换句话说，不孕不育夫妇可以拥有完全的自己生物学意义上的子代。

　　第二，年轻的肿瘤疾病患者。尤其是得了血液病需要放化疗的患者，他们会因为疾病治疗而造成不可逆的生育问题。而"人造配子"将成为童年时就罹患癌症而不能产生健康的精子或卵子的患者的最后希望。

　　第三，同性恋夫妇。2015年6月26日，美国的最高法院裁定同性婚姻在全美合法。换句话说，每对美国同性恋夫妇都具有拥有子代的权利。除去领养等传统手段外，同性恋夫妇也可以通过医学手段在体外培养获得含有他们基因的精子或卵子，从而让同性恋夫妇得到有血缘关系的后代。

　　第四，"死后生子"的人。通过提取死者皮肤组织细胞，进而转化为精子或卵细胞，使死者诞生后代成为可能。

　　第五，单身男女。他们/她们可以提供自身的精子/卵子，再取得第三方提供的组织细胞（例如皮肤细胞），在体外培养成相对应的卵子/精子。让自身的精子/卵子与体外培养的卵子/精子通过试管婴儿的方式拥有子代。

　　至此，无论是不孕不育患者、肿瘤患者、同性恋夫妇、丧偶夫妻，还是不婚的单身男女，理论上都可以有他们/她们生物学意义上的子女。即使自身或者某一方不能生成精子或者卵子，甚至一对同性恋之间，这个愿望也是可以实现的。在《西游记》中，唐僧师徒四人来到女儿国，这里全部都是女性，人们喝下子母河里的水，就可以繁衍生息。未来，这样的事情也有可能变成现实。女性可以通过将自己的细胞诱导成成熟精子来达到繁育后代的目的，男性真的有可能在创造生命的过程中成为"多余的人"。反过来，男性也可以通过将自己的细胞诱导成成熟的卵子完成繁育后代的使命，女性同样成为创造生命"多余的人"。

无法回避的伦理问题依然在"人造配子"中存在。人类生殖不仅仅是生理现象，还必须考虑心理、社会和伦理因素。全世界对"人造配子"均持谨慎态度。虽然在美国和日本体外诱导配子是合法的，但对其临床应用也持审慎态度。英国法律禁止用实验室产生的"人造精子"和"人造卵子"进行体外受精，但科研人员认为有必要对此进行调整。医学人员相信这项最新成果有助于人们更好地认识和研究不孕不育症。认识到精子产生过程的缺陷，可以帮助医学家研制出提高怀孕概率的药物。但"人造配子"在临床应用上尚属于禁止状态。

除了面临技术、伦理和社会的挑战，诱导人类生殖细胞要在临床上应用，还需有适当的法律环境。无论是欧美还是日本和新加坡等辅助生殖技术领先的国家和地区，几乎都没有直接针对辅助生殖技术的国家法律或相关指南，应该优先制定引导社会接受诱导生殖细胞的详细规程。在我国，《人类辅助生殖技术管理办法》《人类精子库管理办法》《人类辅助生殖技术规范》等并没有关于"人造配子"的相关法律法规，因此该技术在我国也没有直接的国家法律、指南作为指导。

总的来说，从理论上看，这项研究解开了生殖奥秘，有望成为治疗不孕不育症的"灵丹妙药"。乐观的话，这项技术有可能在十年内应用于试管婴儿，从而提升治疗不孕不育症患者的成功率。但在小鼠身上发生的未必能在人类身上实现，安全性仍然是一个重要的关注点，只有时间才能够证明其是否对人类有所助益。并且，在开启此类临床试验之前，还有很多伦理、法律和社会问题需要解决。

听书，扫一扫

# 专题　预见未来

如果上帝已经走了，人不再是主人，谁是主人呢？地球没有任何主人，在空无中前进。这就是存在的不可承受之轻。

——米兰·昆德拉（Milan Kundera，1929— ）

未来总是充满期望和幻想，虽然在通往未来的道路上充满坎坷，但也充满阳光和鲜花。我们不断从过去的知识和经验中汲取教训，并相信它们一定能够指导我们通往更加光明的未来。

科技的诞生使人类更加自主，却没有使人类更加幸福。我们乐观地享用科技带来便利的同时，并没有充分地意识到它的破坏能力。科技的突破性与资本的逐利特性让二者的结合可能产生不可控的巨大破坏力。技术的伦理冲突有可能上升到人类进步的冲突。人类不断突破技术的限制，完成前人难以想象的超越，给技术未来的应用以极大的想象空间。尤其在近些年的生殖领域，出现了许多颠覆性的技术，未来的我们是"我们"还是源于我们的"他们"？皆未可知。下面，我们将与生殖相关的最新技术和最新趋势进行简要梳理，希望能对读者了解生殖的未来发展有一定的启示。

# —— 1 ——

# "人造子宫"

2017年4月，来自美国费城儿童医院的阿南·弗雷克（Alan Flake）研究团队发表文章称，他们打造的人造子宫首次通过了动物实验验证，为未来在人体上的应用打下基础。他们先是制造了一个充满羊水的生物袋，袋子外面接通管道装置输送氧气，并配置"胎盘"，形成血管与脐带相通的系统以模拟子宫内环境。在生物袋中，小羊通过体外建立的循环体系，完成在"子宫"内的生长，最终被健康"分娩"。其实早在1992年，日本科学家就开始尝试用橡胶制作人造子宫，试图建立胚胎实验医学的动物模型，用于挽救早产儿或病弱胎儿。他们也以羊为对象，在供体母羊怀孕120天后通过解剖手术取出小羊，模拟早产，并利用人造子宫代替母体子宫对小羊继续孕育了17天完成足月产。无论美国的科学家还是日本的科学家，都是在通过生物技术模拟子宫环境。他们的主要目标，一方面是让早产儿继续有个"安乐窝"，另一方面是让不具备怀孕条件的女性能够利用人造子宫孕育生命。

那么，人造子宫真的能替代母体子宫吗？从模拟环境上看，观察氧气、营养成分、脑发育、肺部发育等各项指标，人造子宫完全与正常子宫无异，可以成为子代孕育的"宫殿"，起码在动物实验层面如此。但我们忽略了两个问题，一是生命体复杂性问题，一是胎儿与母体的情感问题。

生命体复杂程度远超于我们的想象。胎儿在母体子宫中不仅仅是简单地吸收营养、排出废物，他们与母体之间长期存在着生命的互动和交流，如伴随母亲的兴奋、开心、压抑而做出相应反应。这些心理学方面的研究成果很多，孕期准妈妈们也会从亲身经历上有所感知。胎儿还会从母体中储备免疫球蛋白，增强自身的免疫力并对母体有所回应。换句话说，母亲身强体壮，通常胎儿的生命力也会更加旺盛。

从母亲和胎儿的情感方面更加容易理解。十月怀胎一朝分娩，当今女性在承担社会责任的同时，还需要承担生儿育女的责任，肩上的担子很重。调查显示，人造子宫的支持率达到80%，其中绝大多数是女性。从表面上看，似乎女性十分想从繁重的孕育中解脱出来。但落实到现实层面，情况可能完全不同。从身边准备生二胎的女同事或女性朋友身上我们观察到一个很有趣的现象。当问她们怀孕是否辛苦，生产是否疼痛时，她们的回答很肯定。但又问她们既然这么辛苦，为什么还要生二胎的时候，她们更多地会从幸福感方面来回答。其实，藏在答案背后更多的解释是情感因素，包括孕育过程的互动、产后内分泌的变化、家人的称赞、自我角色转变等，无不起着重要作用。同时，这种延迟性的奖励会带来更大的幸福感，相信大多数女性支持人造子宫也就是说说罢了。

比较乐观地估计，在2030年左右，人造子宫可应用到人体，未来人类就可以在人造子宫里孕育下一代。从此，人类生命的孕育方式将展开新篇章。如果将辅助生殖技术与人造子宫二者结合，人类将彻底离开母体完成生育下一代的使命。抛开伦理道德层面，它在人体上的应用可能只是时间问题。

—— 2 ——

## 设计婴儿

人类现在还在进化吗？未来人类的进化方向将是什么？人类生殖技术的发展突破了地域，更突破了技术本身，向着人类从来没有认识到的高度阔步迈进。新的问题业已摆在我们面前：既然生殖技术与人类进化如此密切，那么生殖技术会不会引领人类进入新的进化周期呢？答案是肯定的，同时又是否定的。

通常来看，任何一项技术的发展，总是会对人类进步或社会发展产生一定价值，但有时其产生影响的方式与最初预设的应用并不一致。例如，整形外科就是典型的例子之一。整形技术最初是用在对因外力或生理而产生缺陷的人进行重新塑造方面，但目前应用最多的是让人变得美丽的脸部整形、隆胸等方面。另外，我们还会应用新技术、新革命于人类自身，以追求身体的健康和寿命的延长。近年来，寻找"长生不老之术"（抗衰研究）再次在世界各地的实验室中悄然进行着，其中也不乏市场因素的推动。如谷歌首席科学家预言人类将实现永生。美国科学狂人文特尔创造人造生命更是震惊世人。中国科学家在抗衰领域也在高歌猛进。似乎一夜之间，全世界的科学家都对创造生命、延长寿命产生了极大兴趣。

设计婴儿的时代已经开启，例如通过辅助生殖技术出生的"无癌宝宝"，也包括前面提到的基因编辑宝宝。虽然目前参与的深度和广度还非常有限，但深度不断加强已是无法阻挡的趋势。除了科学自身不断探索未知之外，大众的期望也会起到推波助澜的作用。未来的父母们想要拥有健康宝宝的产前筛查和基因筛查很可能会提前到胚胎植入前阶段，通过大数据对准父母及其家族成员全基因组的筛查，结合信息学分析可能存在的致病风险基因，有效进行阻断。

排除致病基因，确保每一枚胚胎都含有优良基因尚属于筛选初级阶段。未来，如果再结合基因编辑技术，完全可以根据夫妻双方需求，展开个性化订制，自主地选择后代的身高、智商、肤色、脸形等特征。大家可能觉得这有些匪夷所思，那么，看看现在每天填满孩子日常生活的学习班吧，又有哪位家长是真正愿意孩子疲惫奔波于各个补习班的？只是现在的常态如此，普通大众的盲从心理也无法避免。设想一下，假如你的孩子在出生前的胚胎阶段有改良基因的机会，并且你身边的亲属、同事、朋友、同学等都这么做了，而且效果还不错，他们的孩子既聪明漂亮，又多才多艺，显然比普通孩子优秀。那么，你还会犹豫"设计婴儿"吗？

— 3 —

## 大数据与人工智能的冲击

　　如果有人说，21世纪最重大、最具颠覆性的信息技术是大数据和人工智能（AI），相信会得到许多人的认可。由于大数据的出现，任何事情的抉择似乎只要通过数据分析即可一目了然。例如，随着医学技术发展，各种仪器设备24小时监测各种生理生化数据和指标，它们能有效反映人体的各种情况，比如哪个时间段是排卵期，哪个时间段精子质量最好，什么时间同房怀孕概率最大，等等。所有的一切似乎正在走向完美。而我们却将从原本被动的被支配年代，到后来的独立自主道路上，又一次被拖回被支配的年代。临床医生的作用也许会随着AI时代的到来面临极大的冲击。首当其冲的是影像学专业医生。康奈尔大学的研究者利用AI技术阅读片子来诊断肿瘤的准确性是高年资医生无法比拟的；病理科医生在面对大量染色切片进行诊断时，经验丰富的医生的诊断速度和准确性在AI面前败得一塌糊涂。生殖医生被取代的可能性也很大，在常规促排卵和卵泡监测方面，患者本人就可以根据大数据的提示，决定哪个时间点进行药物的调整、哪个时间点进行促排、什么时间打人绒毛膜促性腺激素、什么时间取卵。IVF实验室人员更会随着AI时代来临而变成试管婴儿流水线上的"搬运工"。他们的主要任务就是将处理好的精子和卵子放在机器上，由机器手臂进行无光照、完全无菌、封闭、完全模拟输卵管环境下的精卵结合和胚胎培养。ICSI患者的注射问题更是会被标准化机器所替代。实验室剩下的胚胎观察更是简单，AI的出现可以观察到每个受精卵和胚胎的动态发育，并且结合大数据，更容易找到最具发育潜能的胚胎并进行移植。同时，AI还能够根据取卵女性的子宫内膜情况、身体的激素指标情况、情绪变化等多种因素，综合分析该周期是否可以进行移植，移植成功率是多少；通过精确的独立运算做出判断，从而替代临床医生的决策。因此，未来生殖医学只需要做一件事——把患者交给IT（信息技术）和BT（生物技术）就行了。

生存还是毁灭？这个问题自莎士比亚的《哈姆雷特》起就不断被提及。AI的发展对生殖医生来讲是生存还是毁灭，似乎也不好回答。顺应时代、顺应科技似乎才是明智之举。也许我们最后能做的还是求助于机器，甚至会懊悔AI和大数据时代来迟了。然而，如果有一天人类变成被驯化的生物，完全失去决定权的自由，个人意志和决断显得无足轻重，这个世界还属于人类吗？

如果科学技术的发展能够让人类更幸福，并让生活更和谐，那自然再好不过了。但如果科技带来的是各种不确定性，那我们还不断追求它做什么呢？也许未来我们真的会进入赫胥黎的《美丽新世界》里，人类不再是自己的主人，我们将再次回到"我是谁"的问题上。

# —— 4 ——

# 人类的自我进化

目前人类生殖领域，由于人为因素的干预越来越多，似乎逐渐地远离了我们祖先曾经的自然进化模式，取而代之的是技术（尤其是基因编辑技术）催化。编辑自我、进化自我在人们心中的影响可能将不断加深。此外，悬于人类头顶的先天性疾病之剑似乎也找到了解决之道。

自我进化恼人的一面其实也是最核心的问题，即未来我们应用技术完成自我进化过程中错误出现的后果是无法计算和预估的。科技的发展是相当容易衡量的，但技术的风险和副作用，尤其是罕见事件发生的相关风险往往超出人类认识。

仅仅安全是不够的，技术本身具有脆弱性，它需要有冒险精神的科学家不断探索和反复试错。许多东西是由科学家和能工巧匠发明并应用在人类自身上的，我们希望能修正技术、规范创新以及以全新的历史观来看待技术在人类历史进程中的作用。我们的想法是，对于科学技术在人类生殖领域的应用，不要去干预我们不明白的事情，不要视法律和伦理如无物。所有人类生殖专业的科研人员都应该承认我们在人类生殖探索过程中的无知，并做出一些自我调整和个人约束。这种个人约束不应局限于生殖领域，还应包括社会层面比如普通大众。

# 结 语

> 西方科学辛辛苦苦走了几百年的道路，回过头一看，
> 在东方的神秘主义里早就已经提出来了。
>
> ——弗里乔夫·卡普拉（Fritjot Capra，1938—）

人类从智人成功进化到整个蔚蓝星球的主人。站在人类角度，这无疑是巨大的成功。然而站在人类之外的动物或自然界的角度来看，未必如此。时至今日，科技的发展和创新使人类不断改造自然的能力得到空前提升，可以毫不夸张地说，人类在这颗星球上已经所向披靡，似乎成为主宰这个星球的神。

然而，人类总是面临解决一个问题，随即就会有新问题冒出来的情况，这似乎成了人类挥之不去的魔咒。正如尤瓦尔·诺亚·赫拉利（Yuval Noah Harari，1976—）在《人类简史》里所说，"拥有神的能力，但是不负责、贪得无厌，而且连想要什么都不知道。天下危险恐怕莫此为甚"。人类最初，能够吃饱肚子、有衣服穿就是很幸福的事情，然而随着社会化大生产的深入，人类在完全能够满足衣食无忧的时候，幸福感却不增反降。因为人类又有了新的诉求，吃得更好、穿得更好、身体更健康、寿命更长、工作环境更好……伴随科技的不断升级，人类距离自己想要实现的愿望会越来越近；然而，也有可能离初衷越来越远。正如黎巴嫩著名诗人纪伯伦所言

"我们已经走得太远，以致忘了为什么而出发"。

21世纪以来，生物医学科技发展迅猛，各种矛盾和伦理问题也逐渐显现。如干细胞技术、器官移植技术、人工智能等，无不冲击着人类过往对科技的认知。科技的发展犹如被打开的魔盒，一旦启动便无法终止。往后的时间里，科学领域将有更多令人目不暇接的事情发生。也许，那时候的科学家能够适应出现的新事物，以更智慧的方式探索科技给人类带来的幸福。

1977年诺贝尔化学奖得主，世界著名化学家伊利亚·普里高津（Ilya Prigogine，1917—2003）在他的著作《从混沌到有序：人与自然的新对话》的序言中说："中国文明具有了不起的技术实践，中国文明对人类、社会与自然之间的关系有着深刻的理解……中国的思想对于那些想扩大西方科学的范围和意义的哲学家和科学家来说，始终是个启迪的源泉……"科技创造的目的是让人类获得更大的自由、解放和平等，物质文明的积累是让人类过得更幸福、身心更健康。但我们必须看到全球工业发展带来的温室效应、尖端武器带来的人类屠杀，等等；我们需要给科技加些敬畏之心。

科技应该有科技的规则，有它活动的范围。科技伦理的主要作用应该规定哪些技术可以应用，应用的范围；哪些可以制造，哪些应明令禁止。科技不仅仅是为了满足人类发明创造的成就感，更是代表全人类进步的方向。科技虽然帮助了人类，但如果没有人文精神的指导就会失去灵魂，最终遭殃的注定是人类自己。

现代医学中，我们偏重于从医学制度和医学技术层面来解决医疗问题，存在一定片面性。因此有必要将其他层面的思想文化纳入医学制度和伦理制度的范畴。比如把追求天人合一、丰富多彩的中国传统人文精神注入理性的科技中去，让科技焕发出温暖和谐的人文之光。

欲而不知足，失其所以欲；有而不知止，失其所以有。作为生殖领域的从业者，我们希望摆脱迷茫、混乱和无所适从的状态，倡导建立符合生殖医学发展的新的伦理观念、道德规范和社会秩序。

# 后　记

听书，扫一扫

　　2018年是人类辅助生殖发展40周年，也是中国辅助生殖技术发展30周年，作为辅助生殖技术的从业晚辈，我们深切地感受到近些年人类辅助生殖技术的重大发展和长足进步。作为从事人类生殖基础研究的科研工作者，我们深深体会到人类生殖研究，尤其是干细胞技术的发展，将让人类生殖领域的未来产生多种可能性。

　　首先是"人类配子"（精子和卵子）的体外培养和体外成熟。该技术尚处于实验室研究阶段，但相信在不久的将来会取得突破性进展，让人类生殖初期的配子可以完全在体外产生，脱离生殖器官的束缚，为一些生殖器官发育不良或不产生配子的患者带来福音。然而，配子的体外成熟和培养亦让人担忧，新技术可以通过成体细胞制造配子，让细胞成为一种可利用资源。大胆设想一下，如果在本人不知情的情况下，从身体上脱落的细胞被他人有目的地利用，这将是一件多么可怕的事情。

　　其次，人造子宫结合新材料技术发展迅猛，未来人类有可能彻底离开身体，完成生命孕育。科学家曾乐观估计，2030年人造子宫将用于医学，为子宫因素导致的不孕患者提供生育机会。同时也为一些为了保持身材而拒绝怀孕的女性提供选择。再设想一下，未来的某一天，一对夫妇，男方没有精子生成，但可以通过体外培养技术得到精子；女方没有卵子且没有子宫，她完全可以通过体外或干细胞方式产生卵子，并将其与丈夫精子结合后的受精卵移植到人造子宫中去。在他们外出游玩一段时间后，再兴高采烈地从医院抱着自己的孩子回家。当然，该假设如果真的得以实现，不知道是幸福的事还是令人纠结的事。

最后，就是伴随人类辅助生殖技术的产生而悬挂于所有从业人员头顶的达摩克利斯之剑——生殖伦理问题。

人类生育能力在不断下降，仅仅通过科学技术，是否能够逆转这种趋势？辅助生殖技术真的安全吗？新的技术会给人类带来哪些意想不到的问题？多年来的数据表明，无论是欧洲男性还是亚洲男性，精子密度呈现显著降低的趋势，而且这一趋势并没有减弱的迹象。有研究报道，ICSI后代的精子密度是正常男性的三分之一，活力也出现显著降低。这预示着，如果父代是通过ICSI方式拥有的子代，其子代将会"轮回"父代命运，依然需要ICSI方式才能拥有自己的子代。历史经验告诉我们，人类社会发展过程中出现的问题，都会随着科技发展迎刃而解。比如20世纪科学家预言人类将因为极度的扩张而导致新的饥荒时，人类不但通过科技解决了粮食问题，而且粮食产量每年还大幅提高。

人的自然属性决定了自身需要长期的进化。那么人类未来的进化很可能是科技的进化。人工智能为人类的未来打开了方便之门。然而，一旦人工智能有了思想，那么人类和机器谁是主体谁是客体？一旦机器成为主体，它们通过人类细胞在体外结合培养，最后产生人类后代，而这种后代产生的方式是根据机器的意愿而非人类自己的意愿，那么这与我们几万年前驯化家禽有什么区别呢？技术的发展能够为人类的健康和幸福带来福音，但技术的滥用和不受控，则会带来巨大的威胁。

　　从2018年到2022年，我们一边思考一边撰写本书，我们希望和大家一起追溯生命之根，探索生命繁衍的本质与意义。书中尽量以通俗易懂的语言来表达，不得不涉及的专业词汇则有较详细的解说。受时间和才识所限，书中一定还存在不少纰漏和不足之处，因此也非常欢迎同行以及相关专家老师们的批评指正。

　　最后，感谢所有在本书出版过程中给予指导和帮助的良师益友们！